AUTOREN

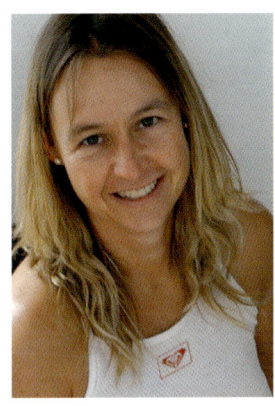

■ Angie Holzschuh

geboren 1968, ist Heilpraktikerin und staatl. geprüfte Sportlehrerin. Sie ist Windsurf-Worldcup-Teilnehmerin in der Disziplin Speed und seit 2005 offizielle Therapeutin beim Wind- und Kitesurf-Worldcup.

Von 2002 - 2009 arbeitete sie als Wirbelsäulen- und Magnetfeld-Therapeutin auf Fuerteventura und Gran Canaria.

Heute organisiert sie Therapeuten-Seminare und Wirbelsäulen-Events in Deutschland und arbeitet an der internationalen Verbreitung ihrer Therapie zur »Totalen Regeneration der Wirbelsäule«.

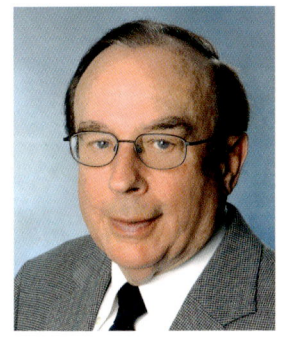

■ Rainer Holzschuh

geboren 1936, ist Dipl.-Physiker und Autor der physikalischen Grundlagen in diesem Buch.

Er erforschte in langjährigen Studien die physikalischen Hintergründe der Magnetfeld-Therapie und die Wirkungen auf den menschlichen Körper. Die positiven Erfahrungen mit der Magnetfeld-Therapie in der täglichen Praxis werden durch seine wissenschaftlichen Ergebnisse erklärt.

0 VORWORT — 6

1 EINLEITUNG — 12

- 14 ■ Dorn-Therapie
- 14 ■ Meine Suche
- 15 ■ Meine Lösung
- 16 ■ Ziel dieses Buches

2 KOMBINATION VON BEHANDLUNGSTECHNIKEN FÜR DIE WIRBELSÄULE — 22

- 22 ■ Die optimale Körperstatik
- 22 Die Dorn-Therapie
- 22 Die systematische Statik-Korrektur
- 26 Vorteile der sanften Technik
- 27 Wirbelsäulen-Check
- 28 Massage mit dem Relaxer
- 29 Die Statik-Korrektur als Prävention
- 30 Nach der Wirbelsäulen-Korrektur
- 31 ■ Nachbehandlung durch Magnetfeld-Therapie
- 32 Magnetpflaster
- 34 Medizinische Klebe-Pads
- 34 Tiefenentspannung der Muskulatur
- 34 Umprogrammierung einseitiger Muskulatur
- 35 Erstverschlimmerung
- 35 Die Dauer der Anwendung

3 GRUNDLAGEN DER MAGNETFELD-THERAPIE — 38

- 38 ■ Positive Effekte auf den Körper
- 38 Der Cleaning-Effekt
- 38 Verbesserte Durchblutung
- 39 Verbesserte Sauerstoffversorgung
- 39 Legales Doping
- 40 Weitere Vorteile von Dauermagneten
- 40 ■ Physikalische Erklärungsansätze zur Wirkung von Magnetfeldern
- 41 Das Magnetfeld-Mangel-Syndrom
- 43 Das menschliche Blut
- 46 Die Lorentzkraft
- 48 Die Hallspannung
- 50 Auflösung der Verklumpungen der Erythrozyten
- 50 • Abstoßungskräfte durch gleichnamige elektrische Ladungen
- 52 • Zusätzliche Abstoßungskräfte durch Wasserdipole
- 53 • Zusätzliche Abstoßungskräfte durch gleichnamige Pole
- 54 Die Bedeutung der Magnetfeld-Therapie
- 54 • Aufbau der Zelle
- 55 • Das Aufquellen der Zelle
- 56 • Optimierte Sauerstoffabgabe an die Zellen
- 57 • Sauerstoffaufnahme in der Lunge
- 58 Der »Magnetschalter«

4 BEHANDLUNG VON SCHMERZEN

- 66 ■ Beine
- 66 Sprunggelenk
- 71 Medi-Taping
- 74 Achillessehne
- 74 Knie
- 78 Hüfte
- 79 ■ Becken
- 81 3-dimensionale Korrektur des Kreuzbeins
- 83 Selbstbehandlung
- 84 Iliosakralgelenk (ISG) deblockieren
- 85 Spezial-Werkzeug
- 88 Viele Techniken verfehlen ihr Ziel
- 89 Ischias
- 93 ■ Wirbelsäule
- 93 Lendenwirbelsäule (LWS)
- 96 ■ Brustwirbelsäule (BWS) und Rippen
- 102 Halswirbelsäule (HWS)
- 106 ■ Folgeerkrankungen von Wirbelsäulen-Blockaden
- 106 · Kopfschmerzen / Migräne / Schlaflosigkeit
- 106 · Tinnitus
- 106 · Bandscheibenvorfall
- 108 · Arthrose
- 109 · Skoliose

- 111 ■ Arme
- 111 Schulter
- 113 Tennisellbogen
- 116 Handgelenk und Carpaltunnel-Syndrom
- 117 ■ Sportverletzungen
- 122 ■ Neurologische Erkrankungen
- 122 Multiple Sklerose
- 122 Parkinson
- 123 ■ Grenzen der Behandlung
- 123 Mitarbeit der Patienten
- 124 Zerstörtes Geweb
- 124 Osteoporose
- 124 Organische Störungen
- 126 Kinder
- 127 Ältere Patienten
- 128 Unsichere Patienten
- 129 ■ Behandlungskosten
- 129 ■ Seminare und Events

5 ZUSÄTZLICHE RATSCHLÄGE

- 134 ■ Geeignete Sportarten
- 137 ■ Andere Therapien
- 137 ■ Schwedenkräuter
- 138 ■ Gesunder Schlaf

6 AUSBLICK

- 144 ■ Webseite
- 145 ■ Literatur
- 146 ■ Bilder
- 146 ■ Zeichnungen

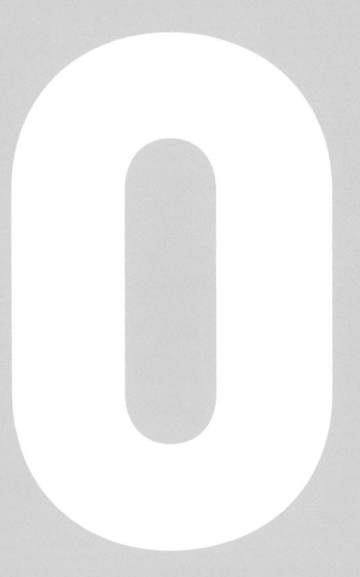

VORWORT

VORWORT

Ich danke allen meinen Patienten, durch die ich überhaupt erst erfahren habe, dass meine Therapie funktioniert. Anfangs konnte ich es fast nicht glauben, bis ich es langsam erahnte und dann plötzlich wusste, was für ein Potential in dieser Technik steckt.

Der Erfolg ist teilweise so unglaublich, dass man es sehr oft von vielen Patienten hören muss, immer wieder. Trotzdem dauert es ziemlich lange, bis man endlich glauben kann, wie viel eine Wirbelsäulen-Behandlung verändern kann.

Immer wieder zweifelte ich, ob meine Behandlung wirklich funktioniert - aber je öfter ich die Patienten von ihren jahrelangen Schmerzen befreien konnte, umso stärker wurde das Vertrauen in meine Therapie, die ich in diesem Buch beschreibe.

Ich bin kein Wunderheiler, nur ein sehr guter Beobachter. Der Körper hat alles gespeichert, man muss es nur abfragen. Und dann ist es einfach eine Frage der richtigen Korrektur-Technik an der Wirbelsäule. Diese Methode habe ich jeden Tag an meinen Patienten weiterentwickelt und vertieft. Die Erfahrungen aus über 10.000 Patientenfällen und die Highlights sind im Folgenden zusammengefasst.

Es war eine Überraschung für mich, als ich die Ergebnisse meiner Arbeit mit denen renommierter deutscher und amerikanischer Ärzte vergleichen durfte. Ich konnte es nicht glauben, dass diese Koryphäen denselben Patienten nicht helfen konnten, während sie durch meine Behandlung in kürzester Zeit endlich schmerzfrei wurden.

Diese Behandlung will ich möglichst vielen Patienten ermöglichen. Deshalb gebe ich meine Therapie in Seminaren weiter, um sie zu multiplizieren. Ich möchte allen Therapeuten die Chance geben, so zu arbeiten und jeden Tag den sichtbaren Erfolg am Patienten zu erleben. Außerdem zeige ich allen Patienten wie sie sich

HINWEIS

Auf meiner Webseite **www.endlich-schmerzfrei.net** gibt es aktuelle Infos und Termine zu meinen Wirbelsäulen-Seminaren für Therapeuten. Außerdem gibt es die Events, an denen alle interessierten Patienten teilnehmen können. Ein Highlight ist die kostenlose Voll-Version des Videos, bei dem alle Übungen an der Wirbelsäule ausführlich gezeigt werden, so dass jeder sofort an sich selbst arbeiten kann.

selbst helfen können, indem sie ihre Wirbelsäule kennenlernen und sich trauen an sich selbst zu arbeiten, denn eine unbehandelte Wirbelsäule ist eine tickende Zeitbombe.

Dieses Buch ist ein weiterer Schritt, den Bekanntheitsgrad der Wirbelsäulen-Therapie zu steigern. Es soll möglichst viele Patienten im Vorfeld über die Möglichkeiten und Hintergründe informieren.

Bedanken möchte ich mich bei Olli Oltrogge, Hotel-Direktor des Robinson Clubs, für seine jahrelange Unterstützung meiner Arbeit und seine Offenheit für neue Therapien. Erst dadurch konnte sich das neue Gesundheitskonzept »Totale Regeneration der Wirbelsäule« im Robinson Club entwickeln. Ohne ihn hätte ich diese Erfahrungen nie sammeln können, die mich dazu gebracht haben, dieses Buch zu schreiben.

Zuletzt noch ein Dankeschön an alle Profi-Sportler für das Vertrauen in meine Behandlung. Die Arbeit bei den Wettkämpfen macht immer sehr viel Spaß, vor allem wenn es um Alles oder Nichts geht. Danke für die Action-Fotos, die wir in diesem Buch verwenden dürfen, auch an alle Fotografen.

Ich danke auch dem Thieme-Verlag für die Veröffentlichung meines ersten Buches in 2009. Heute habe ich mich aber entschieden, die zweite Auflage im Eigenverlag herauszugeben, da für mich Freiheit das Wichtigste ist und ich keine Lust hatte, monatelang mit den Lektoren zu diskutieren. Selbst wenn nur ein Satz dabei ist, den der Lektor gestrichen hätte, der aber Ihr Leben verändern kann... dann hat es sich jetzt schon gelohnt dieses Buch zu schreiben - unzensiert.

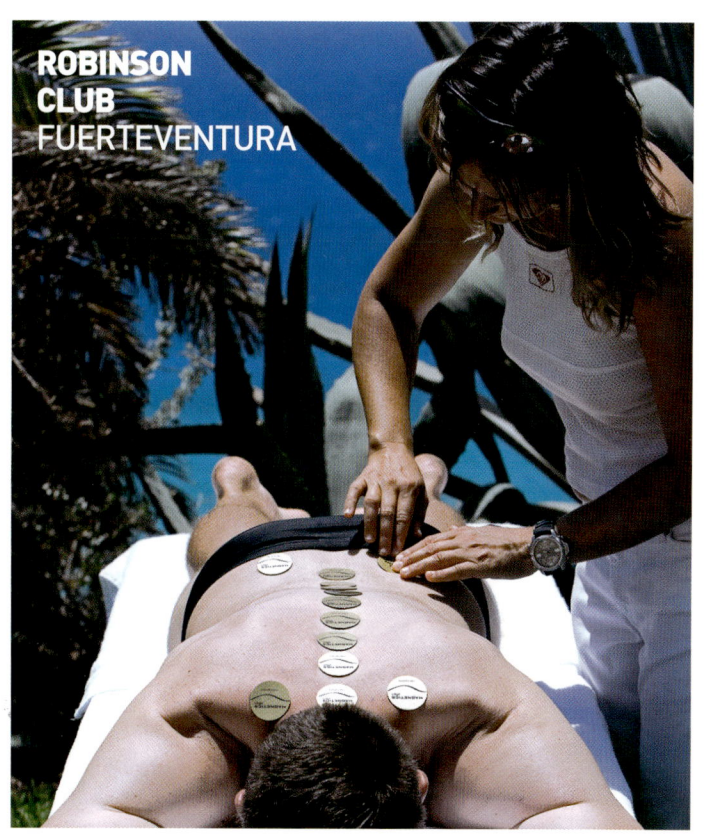

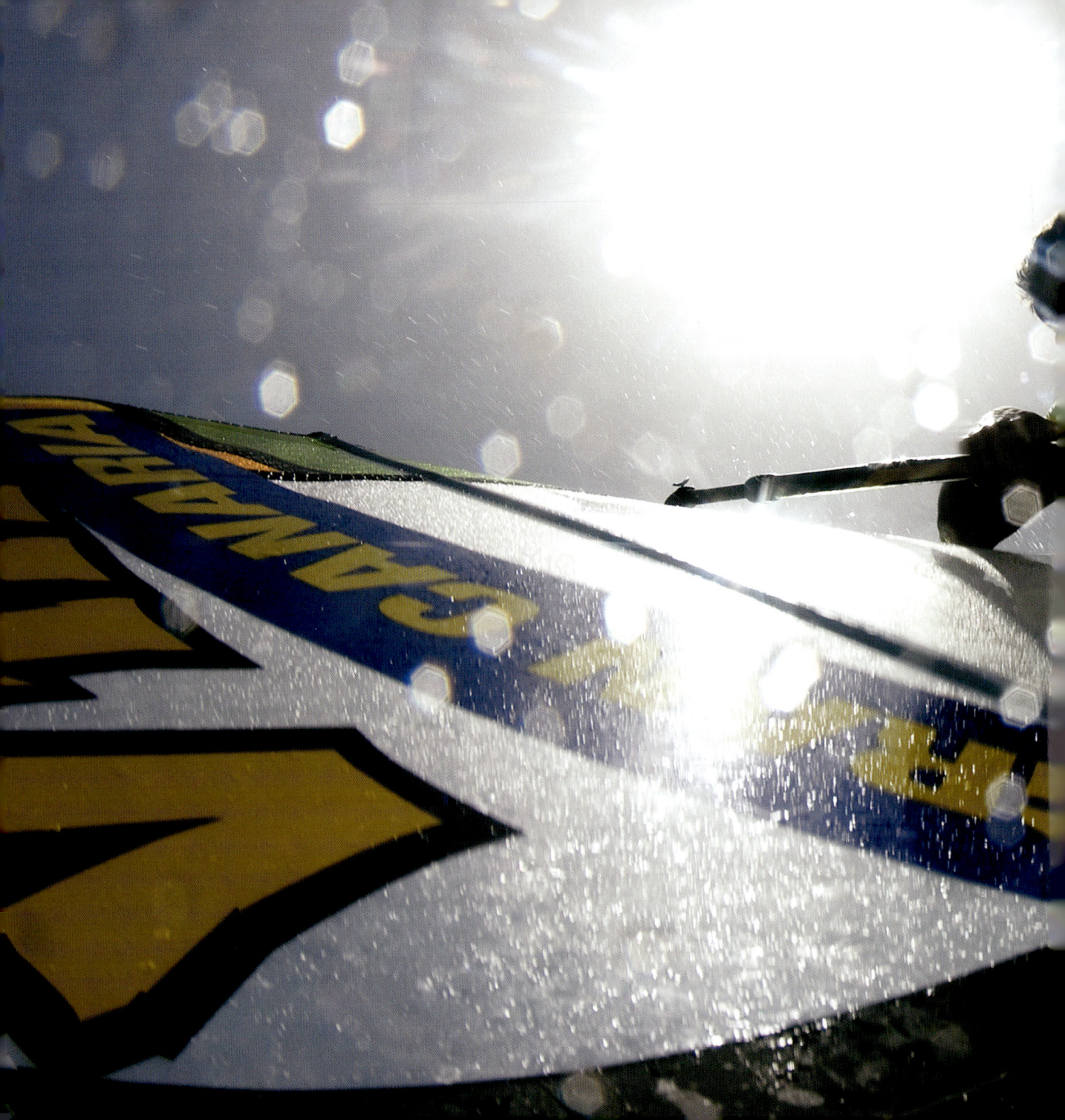

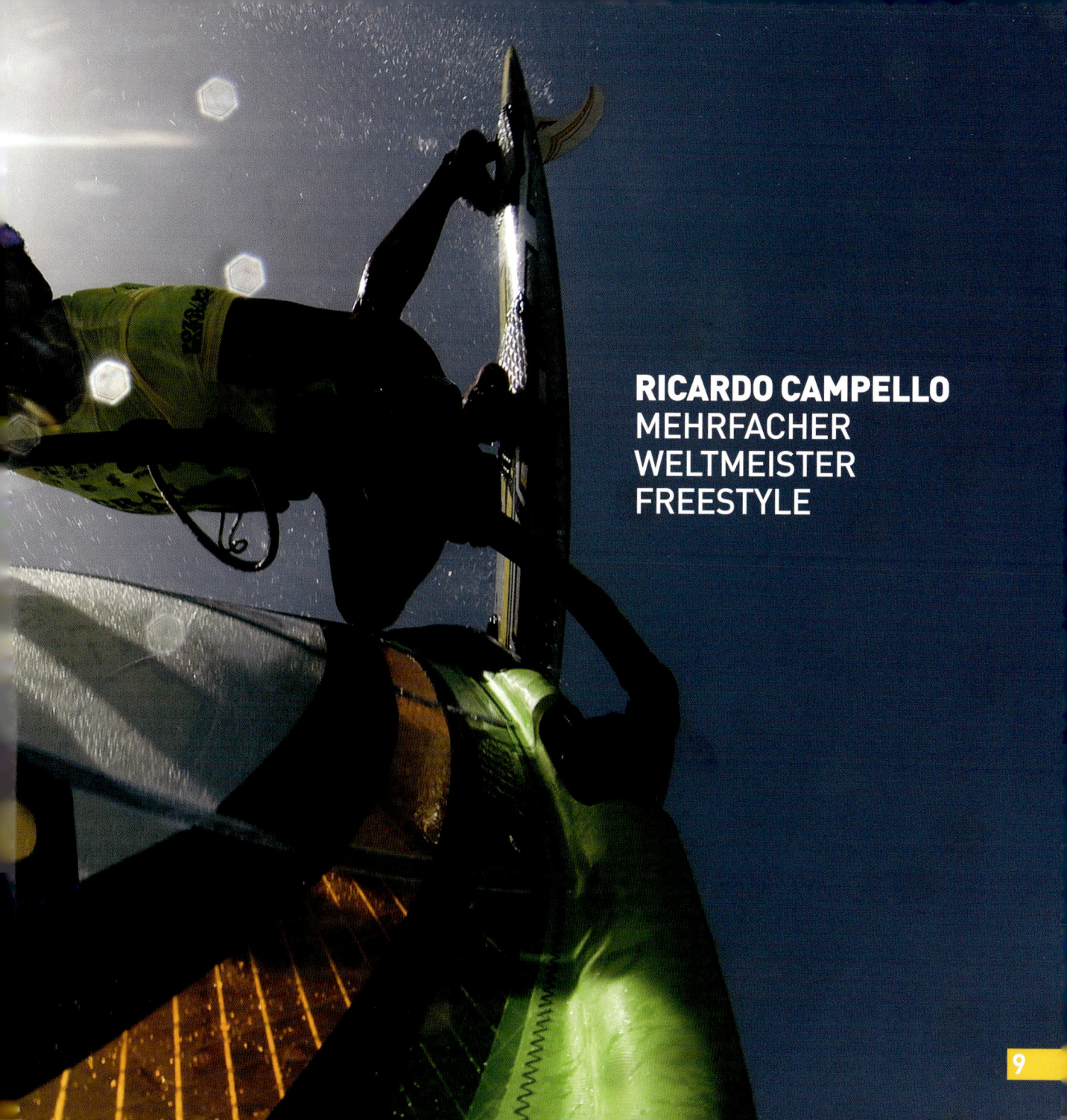

RICARDO CAMPELLO
MEHRFACHER
WELTMEISTER
FREESTYLE

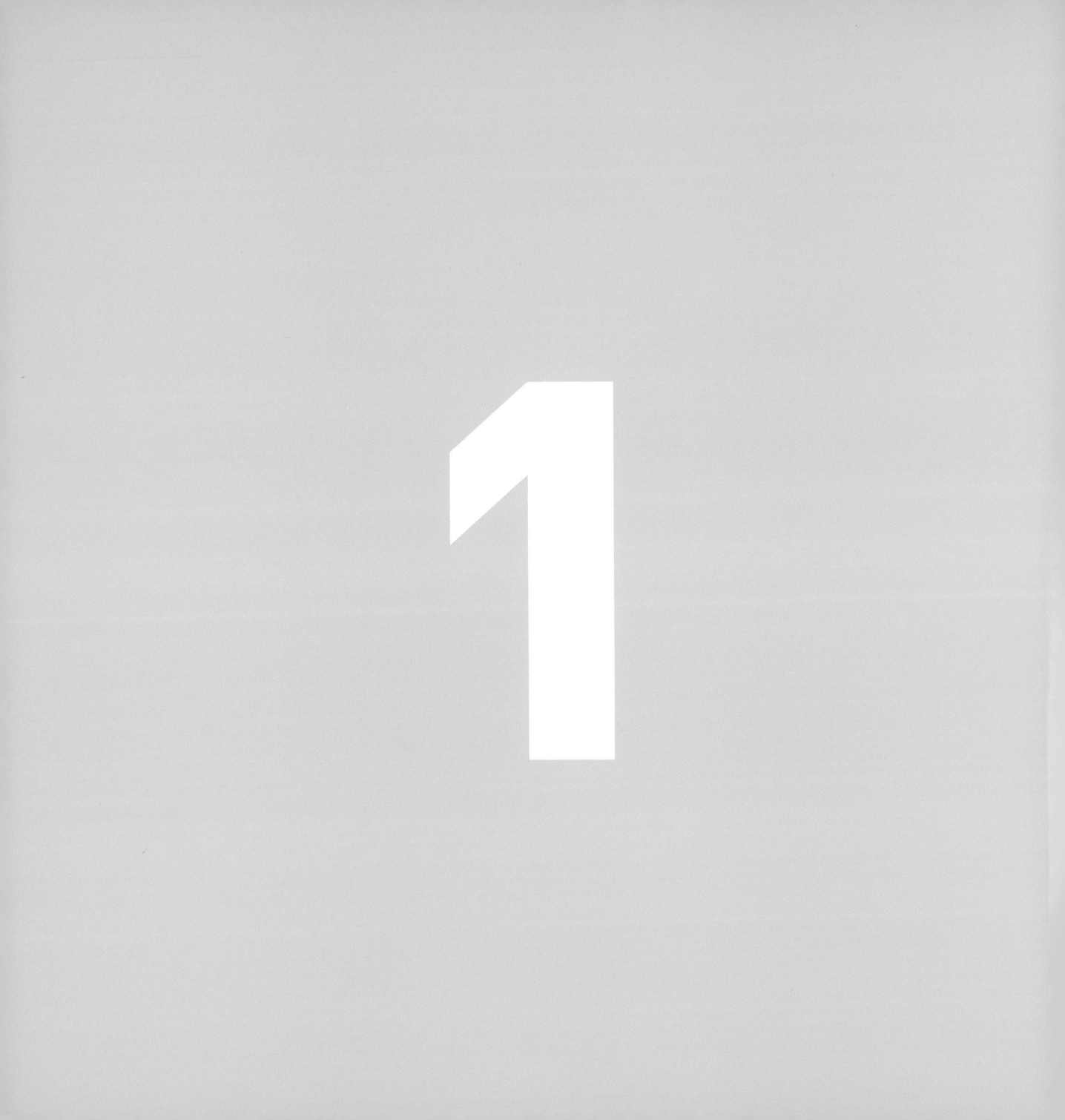

EINLEITUNG

EINLEITUNG

Jetzt gibt es keine Geheimnisse mehr, denn durch die »Totale Regeneration der Wirbelsäule« kann man immer jung und beweglich bleiben. Dieses Buch zeigt Ihnen neue Möglichkeiten, wie Sie sich selbst behandeln können und endlich wieder schmerzfrei werden. Die hier beschriebenen Techniken sind die Basis zur Schmerzfreiheit, denn viele Symptome sind einfach nur eine logische Konsequenz einer unbehandelten Wirbelsäule.

Rückenschmerzen sind mittlerweile Volkskrankheit Nr.1, dabei sind Schmerzen nur die Spitze vom Eisberg, ein Symptom von vielen... Dieses Buch ist absolut wichtig für alle Patienten, denn Rückenschmerzen betreffen früher oder später jeden, der eine Wirbelsäule hat.

Probleme an der Wirbelsäule können nur gelöst werden, wenn zwei Behandlungs-Techniken kombiniert werden:

- Die Körperstatik muss stimmen.
- Die schmerzhafte Muskulatur muss behandelt werden.

SKELETT UND MUSKULATUR MÜSSEN BEHANDELT WERDEN

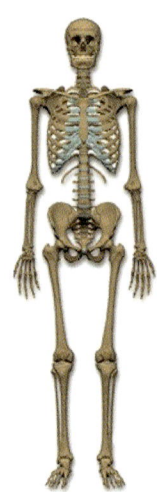
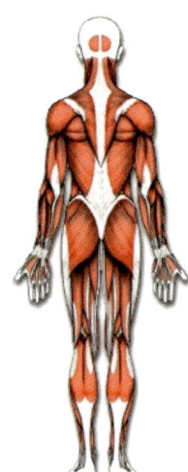

Der beste Ansatz zur Statik-Korrektur ist die Dorn-Therapie, wodurch alle Gelenke in die richtige Position gebracht werden. Danach wird die schmerzhafte Muskulatur behandelt, indem Spannungen aufgesucht und gelöst werden. Mit Hilfe der Magnetfeld-Therapie wird die „kranke" Muskulatur zusätzlich im Anschluss an die Therapie zu Hause nachbehandelt.

Lücken in der Ausbildung führen dazu, dass wichtige Bausteine im Denken und Arbeiten der Therapeuten fehlen. Die entscheidenden Griffe zur Korrektur von Becken, Kreuzbein und Wirbelsäule werden nicht unterrichtet. Da mit den falschen Techniken gearbeitet wird, gibt es so viele chronische Schmerzpatienten. Außerdem wird der Wirbelsäule viel zu wenig Aufmerksamkeit geschenkt. Wenn sie überhaupt behandelt wird, dann eben oft nur mit mäßigem Erfolg - denn wenn das Rezept nicht stimmt, spielt es keine Rolle ob man ein guter oder ein schlechter Koch ist. Obwohl doch alles so einfach sein kann...

Außerdem wird die Muskulatur als Ursache von Schmerzen stark unterschätzt. Aus Unwissenheit werden abenteuerliche Diagnosen gestellt, komplizierte Behandlungskonzepte entwickelt oder viel zu oft und zu früh operiert. Mit Hilfe der richtigen Ausbildung könnten viele Schmerzen, Verschleißerscheinungen, Bandscheibenvorfälle und Operationen verhindert werden.

Die grösste Herausforderung bei der Wirbelsäulen-Therapie ist jedoch die Eigenverantwortung, die jeder Patient erkennen und annehmen muss. Wer nicht bereit ist, sich selbst zu helfen, wird vergeblich auf den „Heiler" warten, der alle Probleme wegzaubert. Ich sehe mich lediglich als Gesundheits-Coach, der den richtigen Weg zeigen kann. Jetzt liegt es bei jedem Einzelnen die Tips umzusetzen, den Weg zu gehen und selber zum Experten für die eigene Wirbelsäule zu werden.

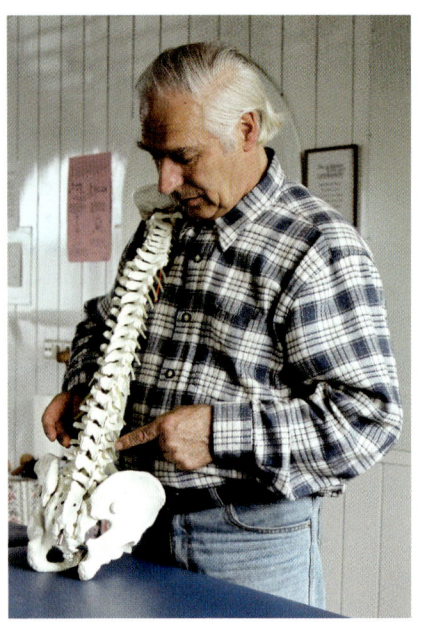

**DIETER DORN
VERBREITER DER
DORN-METHODE**

Dorn-Therapie

Dieter Dorn, ein allgäuer Landwirt und Sägewerk-Bertreiber, verbreitete eine einfache und sanfte Wirbelsäulen-Therapie, die nach ihm benannt wurde. Diese Methode vermittelte er im Rahmen seiner Seminare über 35 Jahren an Therapeuten in ganz Deutschland. Ich habe Dieter Dorn bei einem seiner Seminare persönlich kennen gelernt. Er war ein sehr netter Mensch mit einer tollen Persönlichkeit. Er war ein Vorbild für jeden Therapeuten, weil ihm seine Arbeit immer Spaß gemacht hat und er dafür gelebt hat, anderen zu helfen. Ihm verdanken wir die weite Verbreitung der Dorn-Methode. Er hatte Glück. Er kam durch einen Hexenschuss zur Dorn-Therapie und hat die Lösung für sein Problem sofort gefunden. So einfach hatte ich es bei meiner Suche leider nicht.

Meine Suche

Ich habe mein ganzes Leben lang Sport gemacht. Durch Extremsportarten gab es öfter Stürze und Sportverletzungen waren normal im Sportstudium. Es war also nur eine Frage der Zeit, bis ich Wirbel-Blockaden hatte und alle möglichen Symptome spürte.

Mit 30 Jahren hatte ich nach dem Windsurfen zum ersten mal einen Hexenschuss. Plötzlich konnte ich mich am Strand kaum mehr bewegen. Am nächsten Tag war scheinbar wieder alles in Ordnung, leider aber nicht lange. Es war eine schleichende Entwicklung. Manchmal waren meine Finger taub oder ich spürte einen Ischias-Schmerz im Bein.

Eines Morgens wachte ich auf und wollte aufstehen, doch mein rechter Arm blieb liegen. Der Arm war kurzzeitig gelähmt, er lag da, wie wenn er nicht zu mir gehörte. Der Arzt äußerte am selben Tag seinen Verdacht auf Multiple Sklerose (MS), da meine Tante an MS gestorben war. Ich bin sofort von den Kanaren, wo ich lebte und als Heilpraktikerin arbeite, nach Deutschland geflogen, um weitere Untersuchungen durchführen zu lassen. Die Begegnung mit der Schulmedizin war zwar erschreckend, aber immerhin war das Test-Ergebnis negativ. Keine MS.

Ab sofort probierte ich alle Therapien und Therapeuten aus, angefangen bei der Osteopathie über Chiropraktik, Manuelle Therapie bis hin zu Massagen. Ich war bei den besten Therapeuten, bin überall hingeflogen und habe nichts unversucht gelassen. Parallel dazu habe ich unendlich viele Wirbelsäulen-Seminare besucht und weiterhin auf Fuerteventura gearbeitet und meinen Sport gemacht.

Dann hatte ich wieder einen Sturz beim Windsurfen, wobei ich ein lautes Knacken hörte. Nun war die Katastrophe perfekt. Die Beschwerden wurden immer massiver. Deshalb habe ich noch mehr Zeit und Geld investiert, aber es konnte mir einfach keiner helfen und ich war ziemlich verzweifelt.

Meine Lösung

Nach monatelanger Suche habe ich durch Zufall Reinhold Schäfer (Buchautor: Rücken unterm Regenbogen) getroffen. Er hat gleich erkannt, dass die Ursache meiner Schmerzen eine Becken-Blockade war, die er ganz einfach und sanft gelöst hat. Ich war begeistert und ich habe in dem Moment sofort gewusst, dass das Becken der Schlüssel zum Erfolg ist. Daraufhin habe ich immer öfter versucht an meinem Becken zu arbeiten und mit jeder Eigenbehandlung wurde meine Wirbelsäule besser. Mit Hilfe von Werkzeugen habe ich meine Technik weiterentwickelt. Durch den Holzlöffel, den Relaxer, etc. war ich jetzt in der Lage, meine eigene Wirbelsäule bequem zu behandeln, so dass ich mir selbst helfen konnte.

Mir wurde immer klarer, dass die Knochen der „Boss" sind, denn allein die verschobenen Knochen bringen alle weiteren

Symptome mit sich. Ich wusste, dass mein Problem früher oder später bei allen Menschen auftreten wird und mir wurde klar, dass es jetzt meine Aufgabe war, die Technik zur Selbstbehandlung der Wirbelsäule allen Lösungssuchenden zu zeigen.

Meine Suche nach der Lösung war eine schwierige Zeit für mich, aber ich bin fest davon überzeugt, dass wir nur durch Lösen von Problemen erkennen, lernen und uns dadurch weiterentwickeln können. Deshalb bedanke ich mich für meine Becken-Blockade, denn sonst wäre ich sicherlich nie auf das aktuelle Niveau in meiner Behandlung gekommen.

Ziel dieses Buches

Mit diesem Buch möchte ich alle Patienten ermutigen, die es gewöhnt sind, von einem Arzt oder Therapeuten zum nächsten zu gehen, ohne dass ihnen jemand helfen kann. Nur wer nicht aufgibt und hartnäckig weitersucht, der findet auch die richtige Therapie. Durch die Wirbelsäulen-Regeneration werden alle Gelenke frei gemacht und die Mechanik wieder in Gang gebracht. Auch wenn man älter wird, kann man die Wirbelsäule immer jung halten, wenn man weiß wie.

Wirbelblockaden können jeden Tag passieren. Alles kann Schuld sein: Das Auto, das Bett, die Sitze im Flugzeug, der Job, der Sport, etc. Diese Blockaden sind ganz normal und machen keine grossen Beschwerden, wenn sie sofort wieder gelöst werden. Aber leider warten alle immer so lange bis die Bombe platzt und sie sich dann gar nicht mehr bewegen können.

Ich habe keine Lust, so wie viele andere Therapeuten, mich über die Ärzte und die Krankenkassen etc. zu ärgern. Das bringt doch alles nichts! Ich will nicht das System verändern, sondern nur dem einzelnen Patienten helfen, der bereit ist, neue Wege zu gehen. Es ist auch sinnlos, dem Patienten seinen Job oder seinen Sport zu verbieten, im Gegenteil. Meine Aufgabe ist erst dann erfüllt, wenn ich jedem das Leben ermögliche, das er sich selbst ausgesucht hat. Ich muss ihm nur seine Schmerzen nehmen, mehr nicht.

Viele ergeben sich in ihr Schicksal und finden sich einfach mit ihren Schmerzen ab. Manche Patienten erzählen mir, ihr Arzt hätte ihnen gesagt: „Damit müssen Sie leben." oder „Das ist halt so im Alter." oder „Einen alten Baum biegt man nicht mehr gerade." Für mich ist eines sicher: Ich will auch mit 80 Jahren noch fit und beweglich sein und weiterhin meinen Sport machen können. Dafür muss ich etwas tun, je älter ich werde, umso mehr. Bei Kindern lösen sich Blockaden oft von selbst, aber im Alter nicht mehr.

Durch mein Buch kann sich bei allen Patienten ein neues Bewusstsein entwickeln. Wir brauchen mündige Patienten, die ihre Gesundheit selbst in die Hand nehmen wollen. Dass alte Menschen humpeln oder am Stock gehen, das muss nicht sein... Aber von nichts kommt nichts! Ich hoffe, dass die »Totale Regeneration der Wirbelsäule« bald kein Geheimtipp mehr ist, sondern sich als Standard etabliert.

Auch wenn mit einer einmaligen Behandlung oft schon viel erreicht werden kann, sollte man seine Wirbelsäule immer wieder korrigieren. Man geht ja auch nicht nur einmal zum Zahnarzt oder zum Friseur. Oder putzt man nur einmal sein Haus? Blockaden müssen regelmässig gelöst werden, um die Beweglichkeit der Gelenke zu erhalten. Darüber hinaus muss die Muskulatur elastisch gehalten werden. Erst dann können wir ohne Bewegungseinschränkungen und ohne Schmerzen bis ins hohe Alter leben.

TIP

Nehmen Sie Ihr Schicksal selbst in die Hand und werden Sie Experte Ihrer eigenen Wirbelsäule!

HINWEIS

Das Geheimnis ist einfach ein systematisches Cleaning der gesamten Wirbelsäule. Es ist oft harte Arbeit, wenn jahrelange Fehlstellungen gelöst werden sollen - aber es ist der einzige Weg zur Schmerzfreiheit.

FAZIT

Es ist kein Zufall und kein Glück schmerzfrei zu sein, es ist einfach nur systematische, lebenslange Arbeit an der Wirbelsäule... eine never-ending Story...

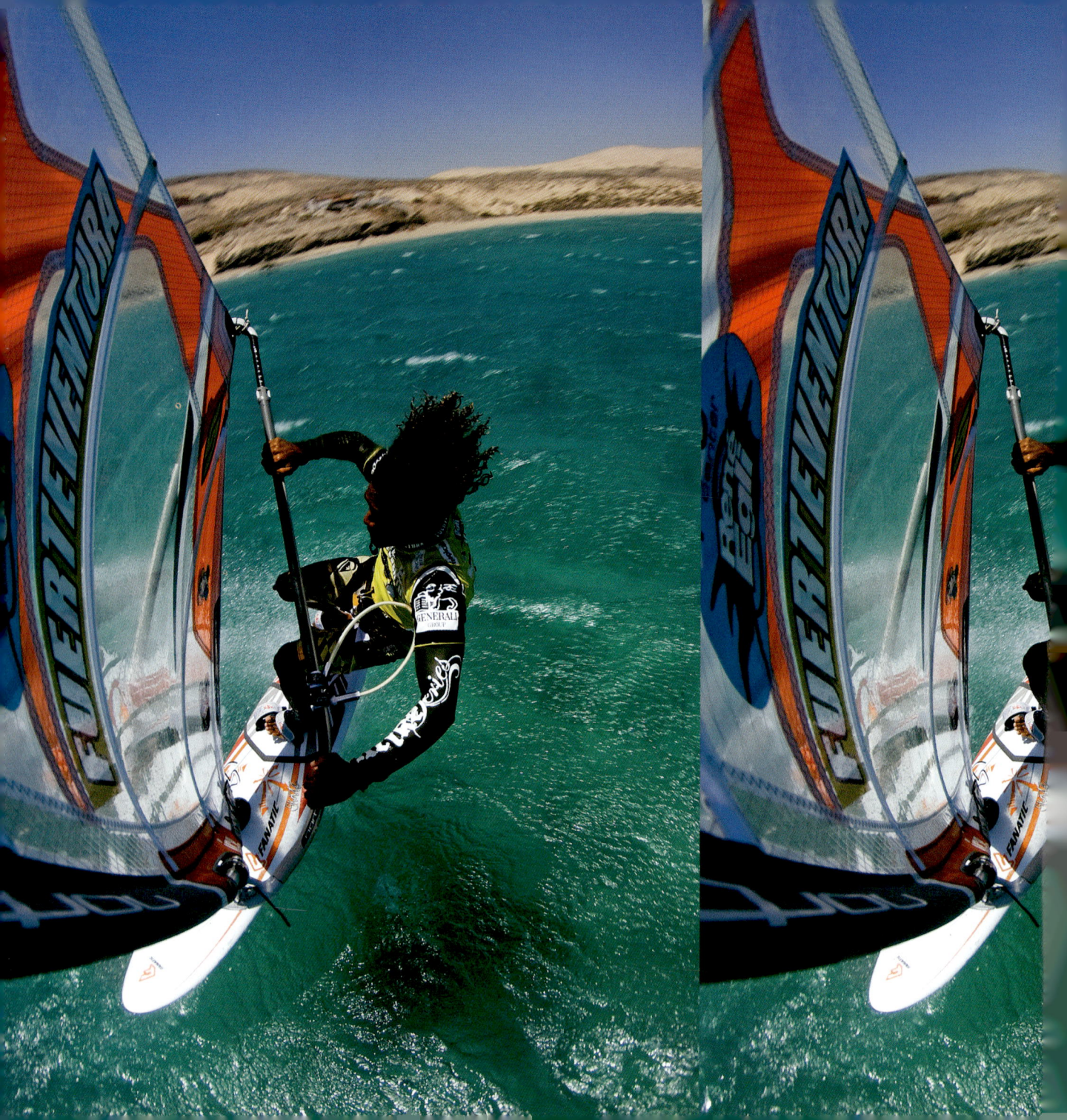

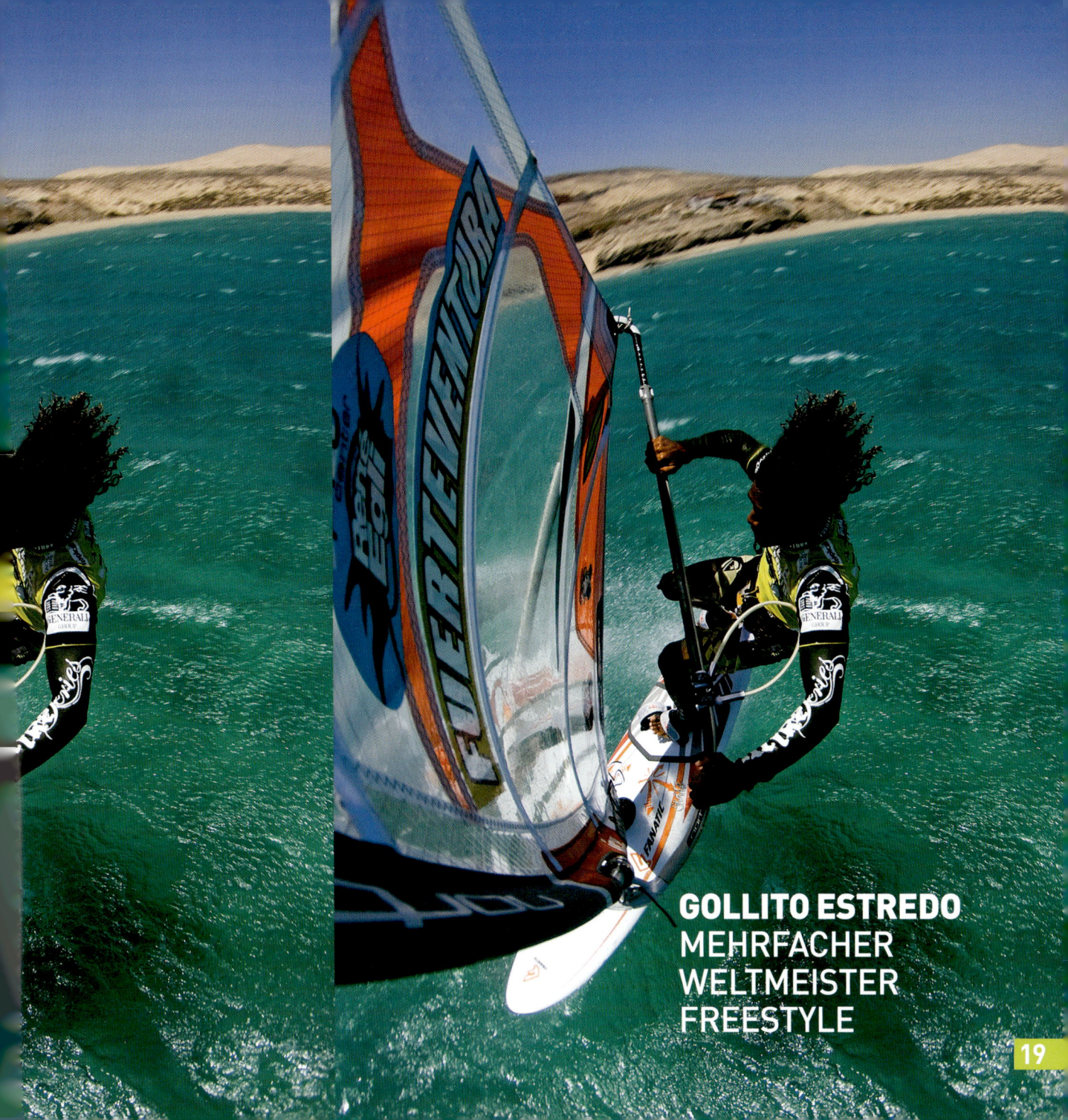

2

KOMBINATION VON BEHANDLUNGS-TECHNIKEN FÜR DIE WIRBELSÄULE

KOMBINATION VON BEHANDLUNGS-TECHNIKEN FÜR DIE WIRBELSÄULE

Eine blockierte Wirbelsäule ist wie eine Kette, die uns gefangen hält. Wir müssen jetzt diese Blockaden lösen, um frei zu sein. Dazu muss zuerst die Körperstatik ins Lot gebracht werden. Im Anschluss wird die „kranke" Muskulatur durch Magnetfeld-Therapie nachbehandelt. Oberste Priorität ist es, einfach und schnell schmerzfrei zu werden und zu bleiben.

DIE OPTIMALE KÖRPERSTATIK

Die Dorn-Therapie

Die Dorn-Therapie ist die Grundlage meiner Arbeit an der Körperstatik. Alle Wirbel und Gelenke werden systematisch von unten nach oben gerichtet. Die Korrektur findet immer nur in Bewegung statt.

Der Patient simuliert zum Beispiel eine Lauf- oder Drehbewegung, wobei er das jeweilige Segment der Wirbelsäule mobilisiert, das gerade behandelt wird. Man pendelt mit einem Bein, während an Becken und Lendenwirbelsäule gearbeitet wird. Zur Behandlung der Brustwirbelsäule dreht man den Oberkörper und für Korrekturen an der Halswirbelsäule bewegt man seinen Kopf mit kurzen und weichen Bewegungen.

Ich finde diese Technik einzigartig. Dadurch dass der Körper des Patienten mitarbeitet, nutzen wir die Intelligenz des Körpers. Es ist eine Art Teamwork zwischen Behandler und Patient.

Die systematische Statik-Korrektur

Ich habe mir als Therapeut lange überlegt, wie ich am besten die Fehlstellungen an der Wirbelsäule beseitigen kann. Das Behandlungskonzept, das sich aus meinen Überlegungen ergeben hat, bezeichne ich als systematische Statik-Korrektur.

Obwohl die Dorn-Therapie der wichtigste Ansatz für mich ist, gehe ich einen Schritt weiter, indem ich besonderen Wert auf die ausführliche Korrektur des Beckens lege. Weitere Details können Sie im Kapitel „Becken" nachlesen.

Bei allen anderen Therapien entscheidet der Therapeut, wo die Hauptblockaden sind, die er dann im Anschluss versucht zu lösen. Ich gehe anders vor. Jedes Gelenk des Körpers wird systematisch in der Bewegung korrigiert. Ich suche immer nach Spannungen im Gewebe, die mir Hinweise auf Fehlstellungen geben. Alle Spannungszustände müssen gelöst werden, selbst minimale Fehlstellungen. Denn die Wirbelsäule ist eine zusammenhängende Kette von Gelenken, die komplett „entrostet" werden muss, damit sie funktioniert.

An den Hauptblockaden arbeitet man länger. Erst wenn die Schmerzen nachlassen und die Spannung sich löst, können weitere Wirbel behandelt werden. Sollte man an einem Wirbel keine Fehlstellung feststellen, geht man zum nächsten über.

Durch dieses Vorgehen kann ich mir am Ende der Behandlung sicher sein, dass ich nichts vergessen habe. Dadurch ist das Ergebnis insgesamt stabiler, als wenn nur einzelne Wirbel behandelt werden.

PRAXIS

Unter meinen Patienten sind viele aktive Sportler, die sich auch regelmäßig selbst behandeln. Es handelt sich um sehr anspruchsvolle Patienten, denn sie wissen, dass sie nur optimale Leistung bringen können, wenn sie gesund sind und ihr Körper zu 100% funktioniert. Sie erwarten viel von der Behandlung, tragen aber auch ihren Teil dazu bei. Da die Sportler ein gutes Körpergefühl haben, spüren sie den Therapieerfolg sehr schnell und setzen meine Tips sofort um. Nur so geht´s.

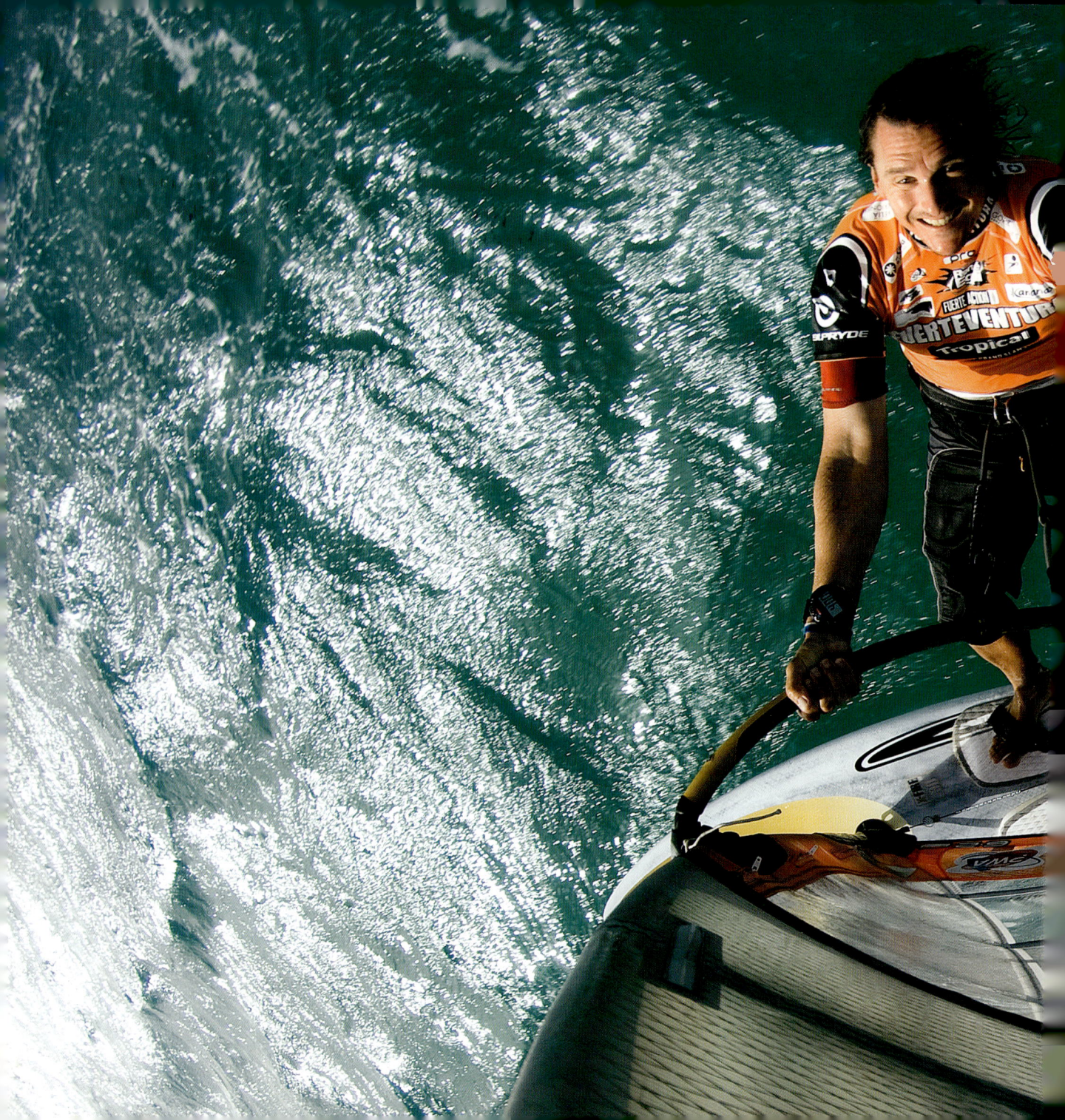

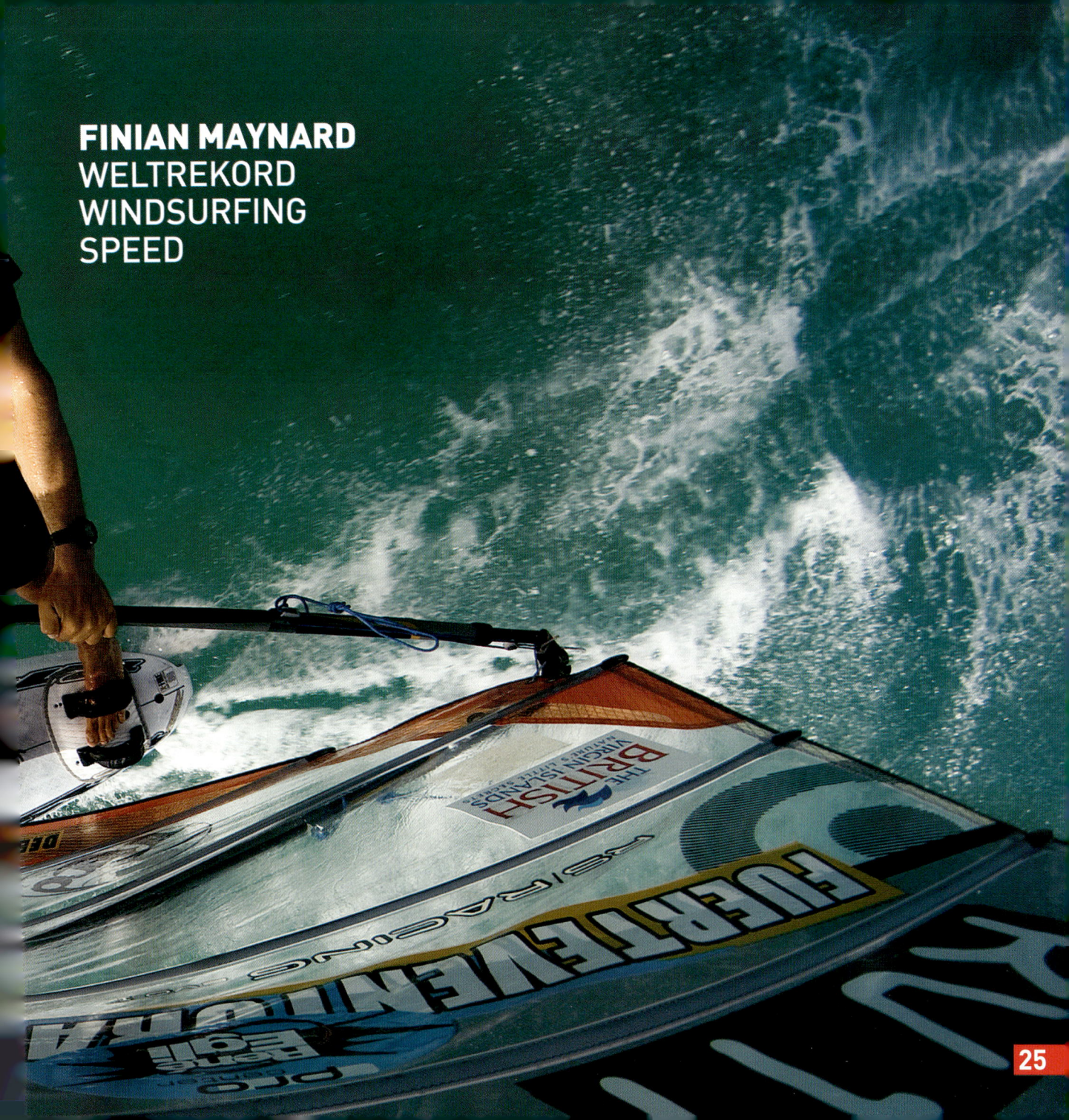

Vorteile der sanften Technik

Wir sprechen bei der systematischen Statik-Korrektur von einer sanften Technik, da alle Wirbel und Gelenke immer in der Bewegung korrigiert werden. Dadurch kommt es zu keinerlei Verletzungen an Sehnen, Bändern, Gefäßen, etc. Anders als bei anderen Techniken, wie z.B. harter Chiropraktik, können wir also ohne jegliches Risiko für den Patienten arbeiten.

> **HINWEIS**
>
> Im Gegensatz zu anderen Techniken gibt es bei der systematischen Statik-Korrektur keine Risiken. Das ist der große Vorteil, wenn man in der Bewegung arbeitet.

Obwohl wir von der sanften Technik sprechen, ist das Lösen von Blockaden immer schmerzhaft für die Patienten, denn Schmerzen treten genau in dem Moment auf, in dem die Wirbel gedreht werden. Allerdings sind es „gute Schmerzen", denn es sind genau die Schmerzen, die den Körper in diesem Moment verlassen.

Es wird solange an einem Wirbel gearbeitet, bis er wieder in seiner Position sitzt. Dann lässt der Schmerz augenblicklich nach. Die systematische Statik-Korrektur ist kein Hau-Ruck-Verfahren, das einem Lotteriespiel ähnelt, sondern solide Arbeit entlang der gesamten Körperstatik.

> **WICHTIG**
>
> Durch Gewalt kann man nichts erreichen. Wir müssen „nur" alle Gelenke systematisch reinigen, damit die gesamte Wirbelsäule wieder beweglich wird.

Fehlstellungen werden nicht mit Brachialgewalt angegangen, denn Heilung kann man nicht erzwingen. Man darf jedoch nicht vergessen, dass das Reponieren von Wirbeln einer OP von aussen gleichkommt, nur ohne Messer. Deshalb kann es sein, dass nach der Behandlung blaue Flecken auftreten, denn man muss durch die verklebte Muskulatur hindurch arbeiten, um an den Knochen zu drehen. Behandlungsschmerzen und Hämatome sind jedoch im Vergleich zu einer echten OP geradezu lächerlich. Diese Nebenwirkungen lassen sich zwar nicht vermeiden, werden aber von Behandlung zu Behandlung weniger. Hier empfehle ich immer das Aufkleben der Magnete, denn Muskelkater und blaue Flecken verschwinden unter den Magneten schnell und ohne Komplikationen.

Trotzt aller Vorsicht wurde ein Box-Profi ohnmächtig, als ich seine Halswirbelsäule behandelte. Er sagte mir später, dass er öfters ohnmächtig wird und dass ihm schon seit Tagen schwindelig war. Durch die Behandlung kommen sehr oft Symptome an die Oberfläche, die im Körper versteckt sind. Davor braucht man aber absolut keine Angst zu haben, im Gegenteil. Nur so haben wir die Chance, die Probleme von Grund auf zu beseitigen. Wir wecken schlafende Hunde, die aber sowieso früher oder später aufwachen würden. Mehr kann mit dieser Technik also nicht passieren.

Wirbelsäulen-Check

Oft melden sich Patienten zu einem Wirbelsäulen-Check an. Sie wollen eigentlich nur ihr Gewissen beruhigen und hoffen, dass ich nichts finde. Schön wär's! Während der ersten Behandlung finde ich bei einem Patienten im Schnitt ca. 20 Blockaden. Wenn ich mal einen Wirbel finde, der nicht blockiert ist, bin ich schon froh!

Bei der Erstbehandlung muss die Wirbelsäule „freigeschaufelt" werden, denn sie ist meist stark blockiert, wie einzementiert. Je länger die Blockaden bereits bestehen und je älter die Patienten sind, umso schwieriger ist die Arbeit an der Wirbelsäule. Die Fehlstellungen haben sich über viele Jahre gefestigt. Je öfter die Behandlung wiederholt wird, umso freier wird und bleibt die Wirbelsäule. Parallel dazu verbessert sich der Befund, die Symptome verschwinden und man kommt zügiger voran.

Wenn es dem Patient nach der ersten Behandlung zwar besser geht, er aber noch nicht ganz schmerzfrei ist, ist das nur ein Zeichen, dass man noch mehr Zeit in seine Wirbelsäule investieren muss. Ich habe viele Hunderte Stunden an meiner Wirbelsäule gearbeitet. Seien Sie nicht enttäuscht, wenn der erste Erfolg nicht ewig anhält. Vor allem bei schon länger bestehenden Beschwerden braucht man oft viele Stunden, bis man alle Wirbel reponiert hat. Erst dann hat man Ruhe.

PRAXIS

HINWEIS

Der Körper ist unbestechlich und er lügt nie! Solange man Schmerzen hat, sind noch nicht alle Wirbel in der richtigen Position.

Massage mit dem Relaxer

In meiner Behandlung orientiere ich mich permanent an den Schmerzpunkten. Ich suche gezielt danach, denn durch den Schmerz verrät mir der Körper genau, wo die Probleme liegen. Weder der Patient noch ich wissen zu Beginn der Behandlung, wo genau das Problem liegt. Nur der Körper kann es mir verraten, aber ich muss gezielt danach suchen. Das ist für den Patienten nicht sehr angenehm, denn ich muss den Schmerz provozieren. Das Entscheidende ist jedoch das Ergebnis der Behandlung und dafür nehmen die Patienten den kurzfristigen Behandlungs-Schmerz gerne in Kauf.

In der täglichen Arbeit benutze ich am liebsten den Relaxer, ein Massagegerät mit einer speziellen 3-dimensionalen Vibration. Mit Hilfe des Relaxers gehe ich unter Einsatz meines Körpergewichts auf die Tiefenmuskulatur und löse Verspannungen, Knoten und Verklebungen. Der Muskel wird dadurch wieder glatt, weich und locker, so dass der Patient sofort eine deutliche Erleichterung spüren kann.

TIP

Patienten, die aktiv mitarbeiten wollen, können sich mit dem Relaxer auch selbst massieren. Jeder kann sich durch Selbstmassage sehr einfach helfen. Man kann dabei absolut nichts falsch machen.

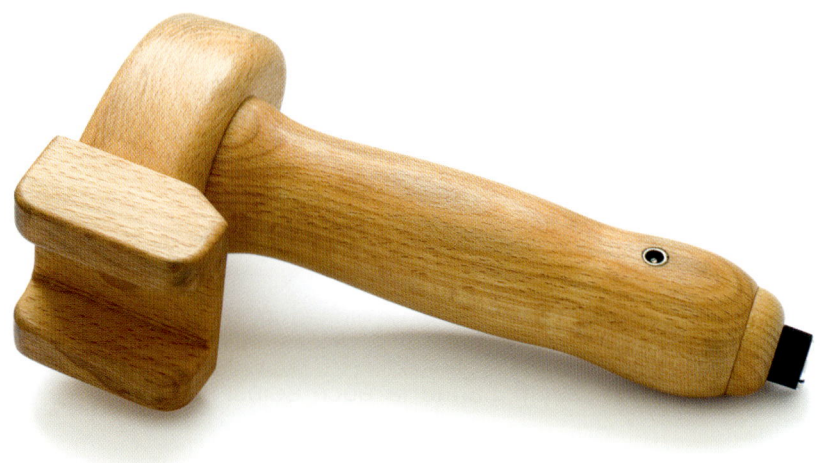

RELAXER
ZUR BEHANDLUNG
SCHMERZHAFTER
TIEFENMUSKULATUR

Die Statik-Korrektur als Prävention

Wir finden bei jeder Statik-Korrektur Fehlstellungen. Irgendetwas kann man immer verbessern. Die Arbeit an der Körperstatik sollte als Instandhaltung der Wirbelsäule gesehen werden bzw. als eine Art TÜV. Sie sollte regelmässig durchgeführt werden, nicht erst wenn Schmerzen auftreten.

Viele Profi-Sportler korrigieren sich selbst nach jedem Wettkampf die Wirbelsäule. Wenn ein Sportler die Behandlung mehrmals gemacht hat, erleichtert es die Arbeit, da nicht jedes Mal die ganze Wirbelsäule zu korrigieren ist, sondern nur die jeweils frisch verschobenen Wirbel. Regelmässige Statik-Korrektur als Prävention ist ein Luxus, den sich jeder gönnen sollte!

Vor allem aber bei Schmerzen sollte nicht lange gewartet werden. Schmerzen sind ein akutes Signal des Körpers, ein Hinweis, dass etwas nicht stimmt. Wird dieses Signal ignoriert, kommt es in der Folge zu Bandscheibenvorfällen, Verschleiß, etc.

Ich vergleiche die Arbeit an der Wirbelsäule immer gerne mit dem Zahnarzt. Dorthin gehen die Patienten schließlich auch nicht erst, wenn die Zähne gezogen werden müssen, sondern schon vorher – zur Zahnreinigung oder zu einer Kontrolluntersuchung. Außrdem putzt man sich seine Zähne ja auch selbst und wartet nicht auf den Zahnarzt.

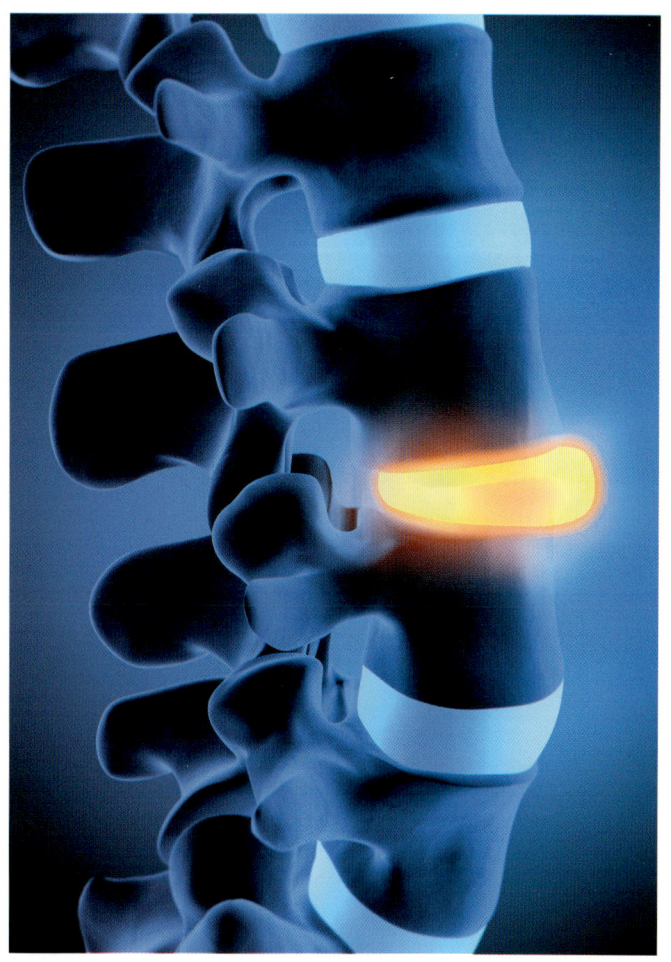

BANDSCHEIBENVORFALL KANN VERHINDERT WERDEN

Nach der Wirbelsäulen-Korrektur

Direkt nach der Wirbelsäulen-Korrektur ist es ideal, die Wirbelsäule zu strecken und sich zu bewegen, bspw. locker joggen zu gehen. Viele Wirbel werden dadurch noch besser in die richtige Position gebracht. Allerdings sollte man die „neue Wirbelsäule" nicht gleich durch Krafttraining oder zu hartes Training überlasten. Es kann vor allem nach der Erstbehandlung zu einem Korrekturschmerz kommen, ähnlich wie Muskelkater. Dieser Muskelschmerz klingt jedoch spätestens nach 3 Tagen ab.

TIP

Trinken Sie 2-3 Liter Wasser mit Zeolith, Fruchtsäfte, Kräuter-Tees, etc. vor allem nach der Behandlung. Gifte und Schlacken werden vermehrt gelöst und müssen ausgeschieden werden.

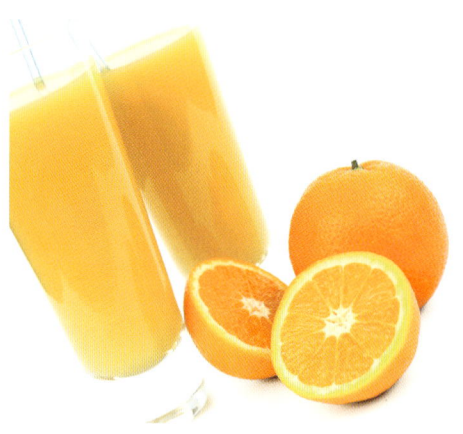

FRISCHE SÄFTE

Den meisten Patienten geht es direkt nach der Behandlung extrem gut. Sie fühlen sich leicht, spüren ihren Körper nicht und glauben zu schweben. Das überrascht die meisten. Viele sagen: „Das Beste, was mir je passiert ist." Sie haben keine Heilung oder Lösung ihrer langjährigen Probleme erwartet, schon gar nicht „auf die Schnelle". Sie bekommen einen ganz anderen Einblick in ihre chronisch geglaubten Schmerzen und verstehen plötzlich die Zusammenhänge.

PRAXIS

Ein 17-jähriger Fußball-Profi, der jeden Tag sehr hart trainiert, meinte, er fühle sich wie im Urlaub, als ob er vier Wochen keinen Sport gemacht hätte: „Wie neu geboren". Diesen Spruch höre ich sogar von 80-jährigen Patienten...

Nach der Wirbelsäulen-Korrektur und der Massage der Tiefenmuskulatur mit dem Relaxer ist es wichtig, dass das Ergebnis stabilisiert wird. Dabei hilft die Magnetfeld-Therapie, indem die verspannte Muskulatur zu Hause nachbehandelt wird. Falls dies nicht geschieht, ziehen die verkürzten Muskeln die Knochen evtl. wieder in eine erneute Fehlstellung, so dass der Behandlungserfolg nicht von Dauer ist.

NACHBEHANDLUNG DURCH MAGNETFELD-THERAPIE

Die Magnetfeld-Therapie hat sich bereits seit Jahrtausenden in der Medizin bewährt. Diese Heilmethode wurde schon in der chinesischen Medizin, bei den alten Ägyptern, den Römern und den Griechen mit großem Erfolg angewendet. Hippokrates, der berühmteste Arzt der Antike, und andere namhafte Mediziner wie Paracelsus oder Mesmer galten schon damals als Verfechter der Magnetfeld-Therapie. Im Gegensatz zu früher ist die Behandlung heute aufgrund von modernen Magnetfeldprodukten sehr anwenderfreundlich geworden. Um den Erfolg unserer Behandlung sicherzustellen, arbeiten wir mit Magnetpflastern, die einen regenerierenden Effekt auf die „kranke" Muskulatur haben und diese dadurch wieder elastisch und schmerzfrei machen.

HINWEIS

Nicht nur das Skelett, sondern auch die Muskulatur muss behandelt werden.

Magnetpflaster

Magnetpflaster werden immer direkt auf die Schmerzpunkte aufgeklebt. Meinen Patienten empfehle ich die Magnetpflaster »Magnetics effect«, mit denen ich seit Jahren erfolgreich arbeite. Ihre spezielle, wechselpolare Anordnung des Magnetfeldes sowie die optimale Eindringtiefe des Magnetfelds in das Gewebe sind für mich ein wichtiges Argument in der Therapie. Aus Qualitätsgründen werden sie in Deutschland hergestellt.

Die Dauermagnete können immer wieder verwendet werden, denn sie verlieren ihre Wirkung nicht. Behandeln Sie Ihre Dauermagnete sorgfältig, damit sie nicht brechen, etc. Seien Sie außerdem vorsichtig beim Wechseln der Klebepads, um Knick- und Bruchstellen des Magnets zu vermeiden. Es ist jedoch normal, dass die Magnete durch häufige Anwendung Verschleiß aufweisen oder das Aussenmaterial aus Plastikgummi brechen kann. Erst dann sollten sie die Magnete durch neue ersetzen.

Die Goldfolie ist reine Dekoration und kann durch die Anwendung verkratzen, brechen oder sich im Laufe der Zeit ablösen. Aus rein ästhetischen Gründen ist es daher sinnvoll die Magnete von Zeit zu Zeit zu erneuern. Der Magnet funktioniert aber auch ohne Goldfolie. Markieren Sie dann die Oberseite des Magnets, auf dem die Goldfolie aufgeklebt war. Die andere Seite muss auf die Haut aufgeklebt werden, da hier das Magnetfeld die optimale Stärke hat.

Die Magnete können ab und zu mit Wasser und Seife gereinigt werden. Das Klebe-Pad muss aber nicht jedesmal entfernt werden. Sie können sogar 5 Pads übereinander kleben bevor sie die Klebereste entfernen. Kleben mehr als ca. 5 Klebe-Pads übereinander, sollten sie vom Magnet entfernt werden, damit der Abstand der Magnete zur Haut nicht zu groß wird.

TIP

»Magnetics effect« können auf **www.endlich-schmerzfrei.net** im 2er-Pack für 30,- Euro bestellt werden. Durch die beiliegenden 20 hautverträglichen, medizinischen Klebe-Pads können sie überall am Körper aufgeklebt werden. Mit den flexiblen Magnetpflastern, die sehr angenehm auf der Haut sind, kann man arbeiten, Sport machen und sogar duschen.

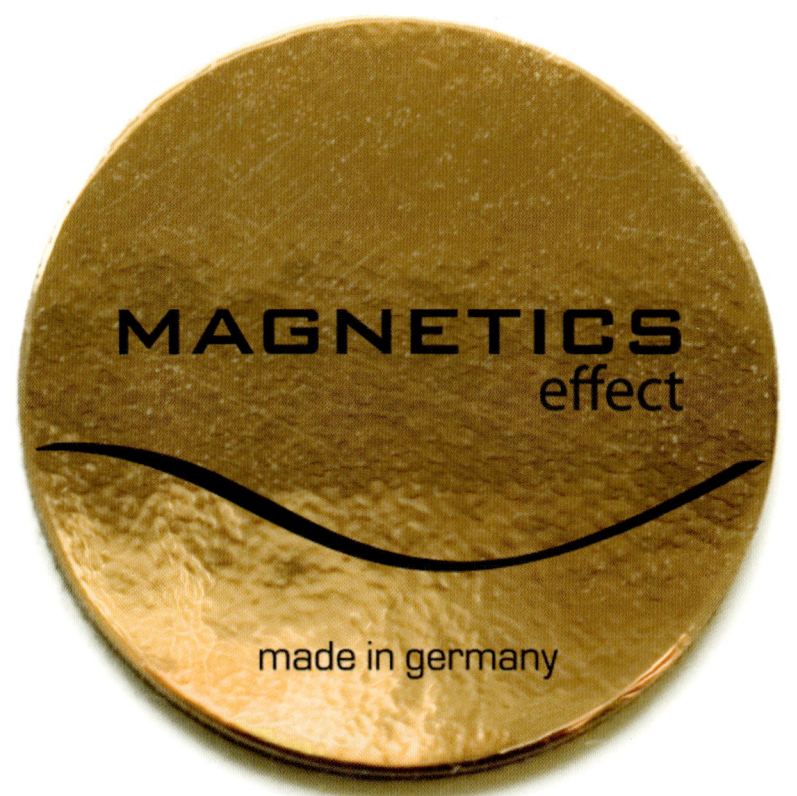

MAGNETPFLASTER
»MAGNETICS EFFECT«

Im Kapitel »Behandlung von Schmerzen« wird anhand von Beispielen und Fotos die Anwendung der Magnetpflaster bei den jeweiligen Beschwerden ausführlich erklärt. Falls Sie die Magnetpflaster aufgeklebt haben, aber keine Verbesserung erzielen konnten, kann es daran liegen, dass die Körperstatik noch nicht im Gleichgewicht ist oder dass der Magnet auf die falsche Stelle geklebt wurde. Arbeiten Sie so lange an sich, bis Sie alle Ursachen beseitigt haben.

HAUTVERTRÄGLICHE MEDIZINISCHE KLEBE-PADS

Medizinische Klebe-Pads

Die medizinischen Klebe-Pads können im Gegensatz zu den Magneten nur einmal verwendet werden. Sie kleben aber bis zu 3 Tagen auf der Haut. Wer stark schwitzt, zum Beispiel in der direkten Sonne, muss damit rechnen, dass sich die Klebe-Pads schneller lösen. Zusätzliche Klebe-Pads sind im 100-er Pack für 25,- Euro erhältlich. In sehr seltenen Fällen kann es unter den Magneten zu Juckreiz kommen. Das liegt hauptsächlich an den Schlacken und Giftstoffen, die durch die Hautporen ausgeschieden werden. Wir empfehlen dann die Haut öfters zu reinigen oder einen Tag Pause einzulegen.

Tiefenentspannung der Muskulatur

Damit die Patienten endlich wieder schmerzfrei werden, muss sich die Muskulatur entspannen, die sich über Jahre verzogen hat. Mit Hilfe von Magnetpflastern können wir eine optimale Tiefenentspannung der Muskulatur erzielen, indem wir die Schmerzpunkte bekleben. Gesundes Muskelgewebe sollte elastisch und locker sein. Oft finden wir aber sehr starke Verhärtungen und Knoten in der Muskulatur, die sich steinhart anfühlen. Genau auf diese Punkte kleben wir die Magnetpflaster. Unter dem aufgeklebten Magnet findet eine Art Dauermassage statt. Die verspannte Muskulatur wird an dieser Stelle weich und die Schmerzen lassen nach.

Umprogrammierung einseitiger Muskulatur

Einseitige Muskulatur sehen wir zum Beispiel bei einer Skoliose sehr deutlich. Die Wirbelsäule zeigt eine seitliche Krümmung. An der Kurvenaußenseite wird die Muskulatur jahrelang überdehnt. Der Muskel hält reflektorisch dagegen und verhärtet sich somit, was deutlich sichtbar und spürbar ist. Deshalb müssen nun Magnete an der Kurvenaußenseite aufgeklebt werden. Durch das Magnetfeld wird die Muskulatur umprogrammiert und die Wirbelsäule kann Schritt für Schritt wieder in die korrekte

Position zurückgeführt werden. Wenn die Spannung in der Muskulatur nachlässt, können verdrehte Wirbel außerdem besser und schmerzfreier korrigiert werden.

Erstverschlimmerung

Es kann bei einigen wenigen Patienten durch das Magnetfeld zu einer vorübergehenden Verschlimmerung der Symptome kommen. Die Praxis hat aber gezeigt, dass besonders bei diesen Menschen sehr gute Ergebnisse erzielt werden, nachdem die anfängliche Krise überwunden ist. Ich empfehle den Patienten, die sehr sensibel auf die Magnetfeld-Behandlung reagieren, sich langsam an die Magnete zu gewöhnen. Man nennt das „Einschleichen". Die Magnete werden anfangs nur kurze Zeit angewendet, um dann die Behandlungszeit langsam zu steigern.

Die Dauer der Anwendung

Die Dauer der Anwendung kann zwischen Stunden, Tagen und Wochen variieren, je nach Bedarf. Wer will, kann die Magnetpflaster auch nur über Nacht aufkleben oder nur beim Sport. Es gibt keine Nebenwirkungen bei der Magnetfeld-Therapie, so dass die Magnete solange aufgeklebt werden können, bis die Muskulatur wieder schmerzfrei ist.

3

GRUNDLAGEN DER MAGNETFELD-THERAPIE

GRUNDLAGEN DER MAGNETFELD-THERAPIE

Durch die Magnetfeld-Therapie können wir viele Abläufe im Körper positiv beeinflussen. In diesem Kapitel werden die wichtigsten Effekte und Vorteile kurz erläutert und dann im physikalischen Teil anhand von verschiedenen Modellen dargelegt.

POSITIVE EFFEKTE AUF DEN KÖRPER

Dass man sich regelmäßig die Zähne putzen sollte, weiß fast jeder. Aber wie man die „kranke" Muskulatur behandelt, scheint immer noch ein Geheimnis zu sein. Dabei ist es relativ einfach, die Muskulatur gesund, also locker, beweglich, entspannt und somit schmerzfrei zu halten. Viele Patienten glauben nicht mehr an eine Lösung ihrer Probleme und leben mit ihren verkürzten und schmerzhaften Muskeln. Das muss wirklich nicht sein!

Der Cleaning-Effekt

Aufgrund der verbesserten Durchblutung im Magnetfeld werden Schlacken, Gifte und Schmerzhormone verstärkt abtransportiert. Wir sprechen deshalb auch vom so genannten Cleaning-Effekt. Der Muskel wird gereinigt. Diesen Effekt merkt jeder unmittelbar. Der Patient kann spüren, wie der schmerzhafte Muskel unter dem Magnetpflaster wieder weich und elastisch wird.

Verbesserte Durchblutung

Wenn muskuläre Verspannungen gelöst werden, lässt auch die Kompression auf die Blutgefäße im betroffenen Gewebe nach. Die Blutgefäße, die an dieser Stelle sozusagen abgeklemmt waren, werden unter dem Einfluss des Magnetfeldes wieder stärker durchblutet. Frisches Blut kann einströmen, welches Sauerstoff und Nährstoffe zur Muskelzelle transportiert und angesammelte Schlacken und Toxine abtransportiert. Außerdem bewirkt das Magnetfeld eine Weitstellung der Blutgefäße.

Verbesserte Sauerstoffversorgung

Die Sauerstoffversorgung des Körpers kann im Magnetfeld extrem gesteigert werden. Dieser Effekt wird u.a. durch eine verbesserte Durchblutung und durch die Auflösung der Verklumpungen der Erythrozyten (rote Blutkörperchen) im Magnetfeld erzielt. Dies alles wird im physikalischen Teil anhand von verschiedenen Modellen noch genauer erklärt.

Legales Doping

Durch das Magnetfeld steht dem Körper dementsprechend mehr Sauerstoff zur Verfügung. Bei Sportlern kann dadurch eine bessere Leistungsfähigkeit und weniger Übersäuerung beobachtet werden. Außerdem findet eine schnellere Erholung nach der Belastung statt, so dass der Sportler öfter und härter trainieren kann. Das wiederum wirkt sich auf Dauer leistungssteigernd aus. Deshalb legen sich viele Profisportler vor und nach dem Training auf eine Magnetfeld-Matte.

> **HINWEIS**
>
> Sie müssen kein Profisportler sein, um die positiven Effekte eines Magnetfeldes für Ihre Gesundheit nutzen zu können. Optimieren Sie die Sauerstoffversorgung Ihres Körpers.

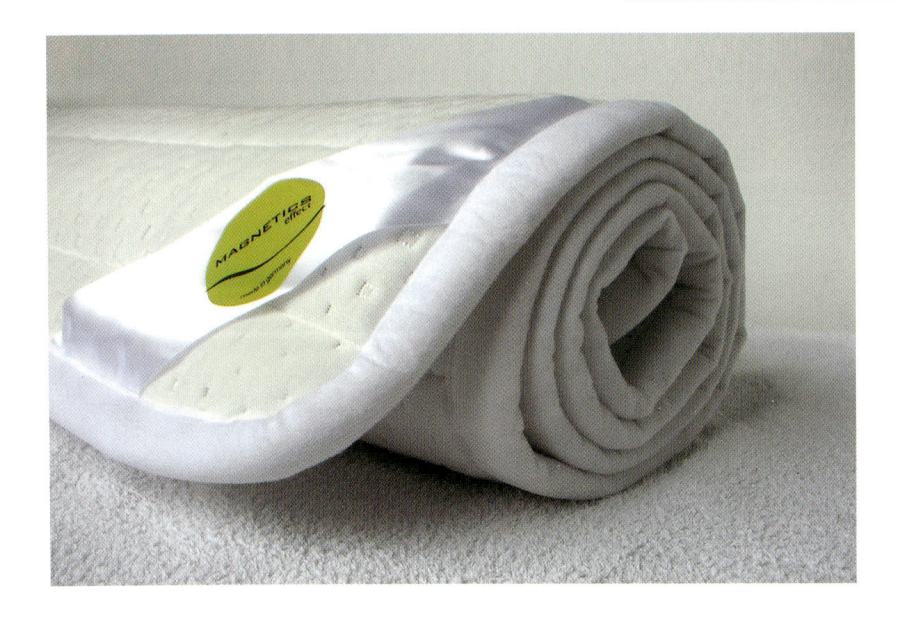

MAGNETFELD-MATTE
»MAGNETICS EFFECT«

Wir empfehlen unseren Patienten die Magnetfeld-Matte »Magnetics effect«, die von Dipl.-Physiker Rainer Holzschuh entwickelt und patentiert wurde. Das ist die einzige Magnetfeld-Matte, bei der das Magnetfeld im Lungenbereich *extra* ausgespart wird. Dadurch wird die Sauerstoffaufnahme in der Lunge optimiert. Warum ein Magnetfeld im Lungenbereich kontraproduktiv ist, erklären wir ausführlich im physikalischen Teil. Idealerweise legt man sich zur Ganzkörper-Regeneration bei Bedarf über Nacht auf die Magnetfeld-Matte. Die Matte ist zusammenrollbar und kann für 599,- Euro bestellt werden.

Weitere Vorteile von Dauermagneten

Magnetfeld-Therapie muss nicht teuer sein. Wie oben bereits erwähnt, sind 2 Magnetpflaster »Magnetics effect« schon für 30,- Euro erhältlich. Sie können immer wieder verwendet werden, denn sie verlieren ihre Wirkung nicht.

Die Behandlung mit Dauermagnete läuft unkompliziert „einfach nebenbei" ab. Es entsteht Ihnen kein zusätzlicher Zeitaufwand, denn Sie können die Magnete während der Arbeit, des Sports oder zu Hause, tagsüber oder auch über Nacht anwenden. In vielen Studien wurde die positive Wirkung von Dauermagneten empirisch bewiesen. Sie sind völlig frei von Nebenwirkungen.

TIP

Probieren Sie es einfach aus! Je öfter Sie die Magnete bei Schmerzen und Verletzungen einsetzen, desto eher werden Sie spüren, welche positiven Effekte Sie mit den Magneten erzielen können.

PHYSIKALISCHE ERKLÄRUNGSANSÄTZE ZUR WIRKUNG VON MAGNETFELDERN

In diesem Kapitel wird von meinem Vater, dem Magnetfeld-Experten Dipl.-Physiker Rainer Holzschuh, die Wirkung von Magnetfeldern auf den menschlichen Körper beschrieben. Durch seine neuesten Erkenntnisse wird klar, wie die Magnetfeld-Therapie das menschliche Blut und die Zellen positiv beeinflusst.

Somit werden die täglichen Erfolge, die wir in der Praxis beobachten, durch physikalische Mechanismen bestätigt. Sie werden im Folgenden näher beschrieben.

Das Magnetfeld-Mangel-Syndrom

Die Heilerfolge durch die Magnetfeld-Therapie sprechen für sich, ebenso die Störungen, die auftreten, wenn ein Magnetfeld-Mangel vorliegt. Dieser tritt auf, wenn das Erdmagnetfeld durch magnetisierbare Stoffe wie Eisen oder Stahl abgeschirmt wird. Beispielsweise ist in Gebäuden aus Stahlbeton oder aber auch im Auto das Erdmagnetfeld erheblich abgeschwächt.

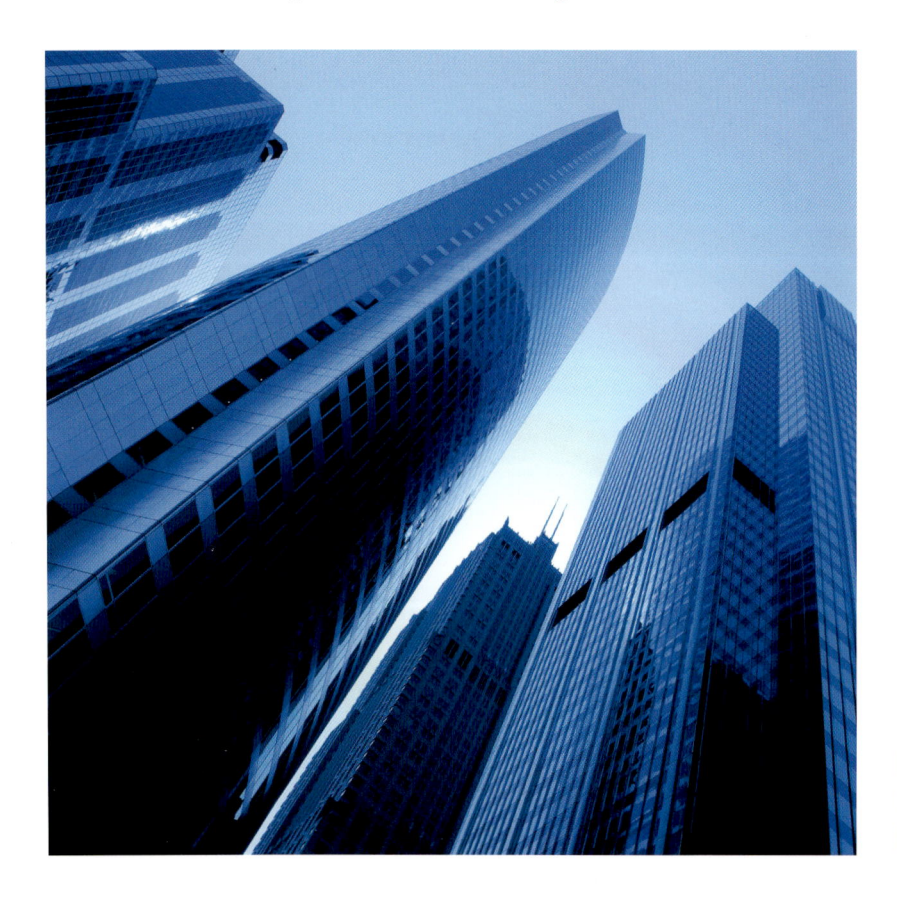

MAGNETFELD-MANGEL IN HOCHHÄUSERN

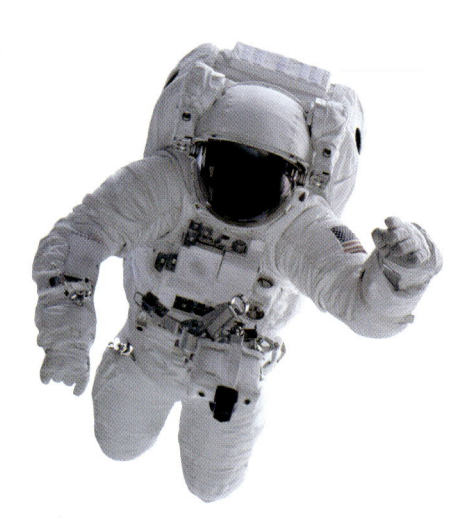

ASTRONAUT IM WELTRAUM

Das gleiche Phänomen tritt im Flugzeug auf, da das Erdmagnetfeld in großen Höhen wesentlich schwächer ist als in unmittelbarer Bodennähe. Bei längeren Flügen steigt deshalb die Thrombosegefahr. Besonders gravierend sind diese Mangelerscheinungen im Weltraum, da dort die Stärke des Erdmagnetfelds nahezu Null ist.

Im Jahr 1969, als die ersten Astronauten auf den Mond geflogen sind, war meine Tochter Angie ein Jahr alt. Ich war damals als Physiker bei der Deutschen Versuchsanstalt für Luft- und Raumfahrt in der Forschung tätig. Die Astronauten Armstrong und seine Crew kehrten nach 14 Tagen im All wieder auf die Erde zurück, allerdings mit schweren gesundheitlichen Problemen. Heute wissen wir, dass einige dieser Symptome auf das im Weltraum fehlende Erdmagnetfeld zurückgeführt werden können. Heute werden alle Astronauten einem künstlichen Magnetfeld ausgesetzt. Dass solche Maßnahmen nicht nur für Astronauten, sondern für alle Menschen von großer Bedeutung sind, wird in den folgenden Abschnitten noch ausführlich erläutert.

HINWEIS

Ohne Erdmagnetfeld ist kein menschliches Leben möglich. Es bietet uns nicht nur Schutz vor kosmischer Strahlung, sondern ist für den Menschen genauso wichtig wie Sauerstoff und Nahrung.

HINWEIS

Durch das Magnetfeld-Mangel-Syndrom können ernsthafte gesundheitliche Probleme auftreten wie Thrombosen, Schlaganfälle, Herzinfarkte und Schlafstörungen, um nur einige zu nennen.

Es gibt Plätze auf der Erde, wie z.B. der französische Wallfahrtsort Lourdes, an denen die Stärke des Magnetfeldes weit über dem Durchschnittswert liegt. In diesen Gebieten finden Schwerkranke oft Linderung ihrer Schmerzen, selbst Spontanheilungen kommen vor.

Das menschliche Blut

Um den Einfluss von Magnetfeldern auf den menschlichen Organismus physikalisch zu erklären, muss man das menschliche Blut genauer betrachten. Das Blut setzt sich aus Blutplasma (ca. 55%) und aus Blutzellen (ca. 45%) zusammen.

Das Blutplasma besteht zu 90% aus Wasser, in dem anorganische Salze, Kohlenhydrate, Fettsäuren, Aminosäuren, Vitamine, Hormone, Bluteiweiße wie Globuline und Albumine aber auch Abbauprodukte aus dem Stoffwechsel transportiert werden.

Den zweiten Bestandteil des Blutes bilden die Blutzellen. 99% davon sind Erythrozyten, so genannte rote Blutkörperchen und nur 1% Leukozyten (weiße Blutkörperchen) und Thrombozyten (Blutplättchen für die Blutgerinnung). Deshalb werden wir im Folgenden die physikalischen Effekte anhand der Erythrozyten beschreiben. Dasselbe gilt natürlich immer auch für die Thrombozyten.

Die Erythrozyten haben die Form dünner Scheibchen mit einem mittleren Radius von ungefähr 4 μm und einer Dicke von ungefähr 2 μm. Sie bestehen hauptsächlich aus Wasser und aus dem roten Blutfarbstoff Hämoglobin. Das Hämoglobin transportiert den Sauerstoff von der Lunge zu den Organen. Dort wird der Sauerstoff an die Zellen abgegeben und das Abfallprodukt Kohlendioxyd aufgenommen, welches dann über die Lunge abgeatmet wird.

HINWEIS

Ist der Mensch einem zu schwachen Magnetfeld ausgesetzt, neigen die Erythrozyten zur Verklumpung.

Wenn die Erythrozyten verklumpen, spricht man auch vom „Geldrollen-Phänomen", da die Erythrozyten wie Münzen in Geldrollen aneinander angelagert werden. Idealerweise liegt jedoch jedes Erythrozyt einzeln vor und ist nicht in einer sog. „Geldrolle" verklebt.

Diese Verklumpungen können durch negative Einflüsse wie Bewegungsarmut, Sauerstoff- und Flüssigkeitsmangel, Alkohol, Nikotin, Elektrosmog und Stress ausgelöst werden. Laut Jürgen Aschoff, Arzt für Naturheilverfahren, können auch chronische Entzündungen im Körper zu Verklumpungen der Erythrozyten führen. Er analysiert daher das Blut jedes Patienten als erstes im Dunkelfeld-Mikroskop, bevor er den Aschoff-Bluttest durchführt.

JÜRGEN ASCHOFF
AUFNAHMEN IM DUNKELFELD-MIKROSKOP

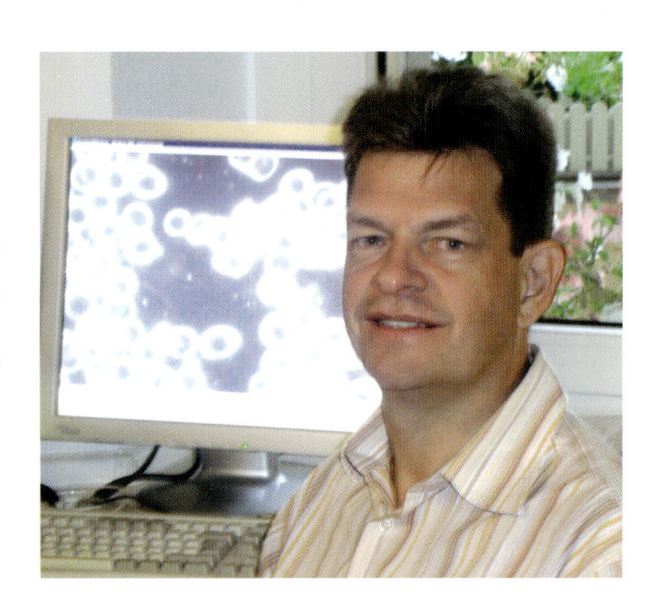

Auch Aufnahmen im Dunkelfeld-Mikroskop von Prof. Dr. Wolf A. Kafka [1], ehem. Professor am Max-Planck-Institut, zeigen die Auflösung der Verklumpungen in einem Magnetfeld. Das erste Bild zeigt das Blut vor der Anwendung, das zweite Bild nach nur 10 Minuten im Magnetfeld. Wie man im Dunkelfeld-Mikroskop also deutlich sehen kann, werden die „Geldrollen" durch das Magnetfeld sehr schnell aufgelöst.

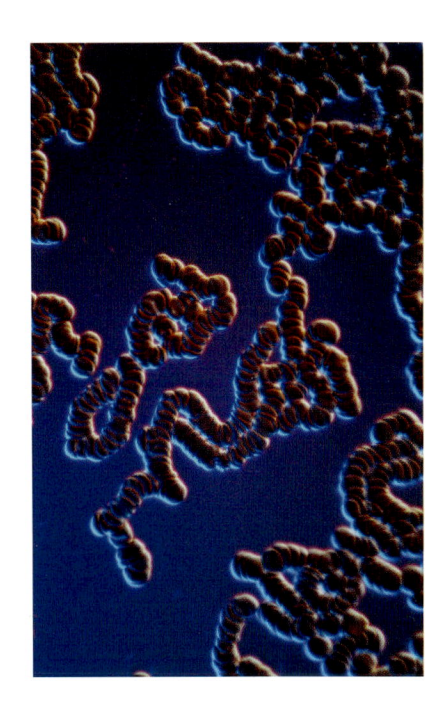

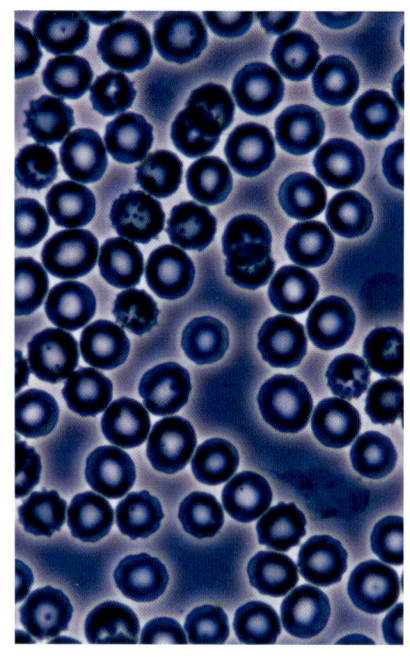

**ERYTHROZYTEN
IM DUNKELFELD-
MIKROSKOP**

VOR UND NACH DER
MAGNETFELD-BEHANDLUNG

Aufgrund der Verklumpungen ist die Oberfläche der Erythrozyten stark reduziert. Somit können die Erythrozyten in der Lunge nicht genügend Sauerstoff aufnehmen. Die Konsequenz ist dann Sauerstoffmangel in der Peripherie und somit eine Unterversorgung aller Zellen. Außerdem wird das Blut zähflüssig und fließt langsamer aufgrund der langkettigen „Geldrollen".

HINWEIS

Problem: Sauerstoff-Mangel und schlechtere Durchblutung beim „Geldrollen-Phänomen".

In den folgenden Kapiteln wird ein physikalischer Mechanismus erklärt, durch den deutlich wird, wie die Magnetfeld-Therapie zur Trennung verklumpter Erythrozyten führt. Die sensationellen Bilder, die wir im Dunkelfeld-Mikroskop sehen, lassen sich hiermit erklären.

Die Thrombozyten, die eine wichtige Rolle bei der Blutgerinnung spielen, neigen unter negativen Umständen ebenfalls zur Verklumpung. Wenn sich diese Verklumpungen an einer verengten Gefäßstelle anlagern, kann es zu Thrombosen und Infarkten kommen.

Die Leukozyten weisen verschiedene Größen und Formen auf. Es gibt mehrere Arten, die in der Lage sind, die Gefäße zu verlassen und, angelockt durch chemische Substanzen, an Entzündungsherden Bakterien aufzunehmen und einzukapseln. Eine besondere Art der Leukozyten, die Lymphozyten, sind sogar in der Lage Antikörper zu bilden. Es ist also wünschenswert, ein erkranktes Organ von möglichst vielen Lymphozyten durchströmen zu lassen. Auch dabei kann das Magnetfeld von Nutzen sein.

> **HINWEIS**
>
> Eine Auflösung der verklumpten Blutzellen verringert das Thrombose- und Infarktrisiko. Außerdem garantiert die normale Viskosität des Blutes eine optimale Durchblutung des gesamten Organismus. Dadurch werden eine ausreichende Versorgung mit Sauerstoff und Nährstoffen sowie ein funktionierendes Abwehrsystem sichergestellt.

Die Lorentzkraft

Bewegt sich ein geladenes Teilchen, wie zum Beispiel ein Ion, im Blut nicht parallel zu den Feldlinien eines Magnetfeldes, so erfährt es eine Kraft, die so genannte Lorentzkraft. Diese wird unter sonst gleichen Bedingungen maximal, wenn die Bewegung des geladenen Teilchens senkrecht zu den magnetischen Feldlinien erfolgt.

Die magnetische Flussdichte (in der Physik mit B bezeichnet) ist ein Vektor, also eine gerichtete Größe, die in Richtung der magnetischen Feldlinien weist und ein Maß für die Stärke des Magnetfeldes ist. Bei der Bestimmung der Lorentzkraft geht es um die Berechnung eines Vektorproduktes. Die Richtung der Lorentzkraft wird in der Praxis ganz einfach mit Hilfe der Drei-Finger-Regel der rechten Hand festgestellt. Wenn der Daumen der rechten Hand in Bewegungsrichtung eines positiv geladenen Teilchens zeigt und der zum Daumen senkrecht stehende

> **HINWEIS**
>
> Der Betrag der Lorentzkraft hängt von drei Faktoren ab:
> - von der elektrischen Ladung des Teilchens
> - von seiner Geschwindigkeit senkrecht zu den magnetischen Feldlinien
> - vom Betrag der magnetischen Flussdichte

Zeigefinger in Richtung der magnetischen Flussdichte, dann gibt der abgespreizte Mittelfinger die Richtung der Lorentzkraft auf das positive Teilchen an.

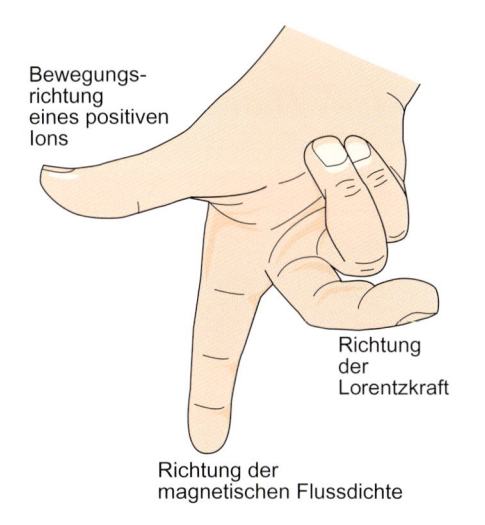

Bewegungsrichtung eines positiven Ions

Richtung der Lorentzkraft

Richtung der magnetischen Flussdichte

DIE DREI-FINGER-REGEL DER RECHTEN HAND FÜR POSITIVE IONEN
NEGATIVE IONEN WERDEN IM MAGNETFELD GENAU IN DIE ENTGEGENGESETZTE RICHTUNG ABGELENKT.

ABB. 1

In unserem Beispiel soll die magnetische Flussdichte vertikal von oben nach unten weisen. Schaut man nun in Strömungsrichtung des in horizontaler Richtung fließenden Blutes, so werden die positiven Ionen auf den linken Gefäßrand hin abgelenkt. Die negativen Ionen hingegen erfahren eine Lorentzkraft in entgegengesetzter Richtung, also auf den rechten Gefäßrand zu, siehe Abb. 2.

Ändert die magnetische Flussdichte ihre Richtung, beispielweise durch Anwendung von wechselpolaren Permanentmagneten, so erfahren die Ionen auf ihrem Weg eine sich ständig ändernde Richtung der Lorentzkraft. Sie pendeln zwischen den Gefäßwänden hin und her und erzeugen dabei im Blut kleine Wirbel. Dabei entsteht Wärme und eine verbesserte Durchblutung, die der Patient durch Kribbeln, Ziehen oder Pochen spüren kann.

HINWEIS

Durch wechselpolare Permanentmagnete erzielen wir eine bessere Durchblutung.

Die Hallspannung

Durch die Trennung der positiven und negativen Ionen entsteht in unserem Fall zwischen dem positiv geladenen linken Gefäßrand und dem negativ geladenen rechten Gefäßrand sehr rasch eine Spannung, die so genannte Hallspannung. Diese ruft ein elektrisches Feld hervor, wir nennen es elektrisches „Ionenfeld".

Die positiven Ionen erfahren in diesem elektrischen Ionenfeld eine elektrische Kraft, welche der Lorentzkraft entgegengesetzt gerichtet ist. Sie hält sehr rasch der Lorentzkraft das Gleichgewicht, weshalb die Ionen sich nach einer kurzen Ablenkphase geradlinig in dieselbe Richtung wie ohne Magnetfeld weiter bewegen. Entsprechendes gilt für die negativen Ionen.

Die Hallspannung ist der magnetischen Flussdichte proportional. Dies gilt also auch für die elektrische Feldstärke E des „Ionenfeldes", welches überall dort in den Adern vorhanden ist, wo sich das Magnetfeld befindet.

HINWEIS

Auch wenn an den Ionen Kräftegleichgewicht zwischen Lorentzkraft und elektrischer Kraft herrscht, wurden sie dennoch aus ihrer ursprünglichen Bahn etwas abgelenkt, so dass die Ionen, die an den Gefäßwänden anliegen, eine Kraft auf die Gefäße ausüben, die zu einer Erweiterung der Blutgefäße führt. Dieser Effekt und die daraus resultierende bessere Durchblutung wurden in verschiedenen wissenschaftlichen Studien nachgewiesen.

Bewegungsrichtung des Blutes

Hallspannung

elektrisches „Ionenfeld"

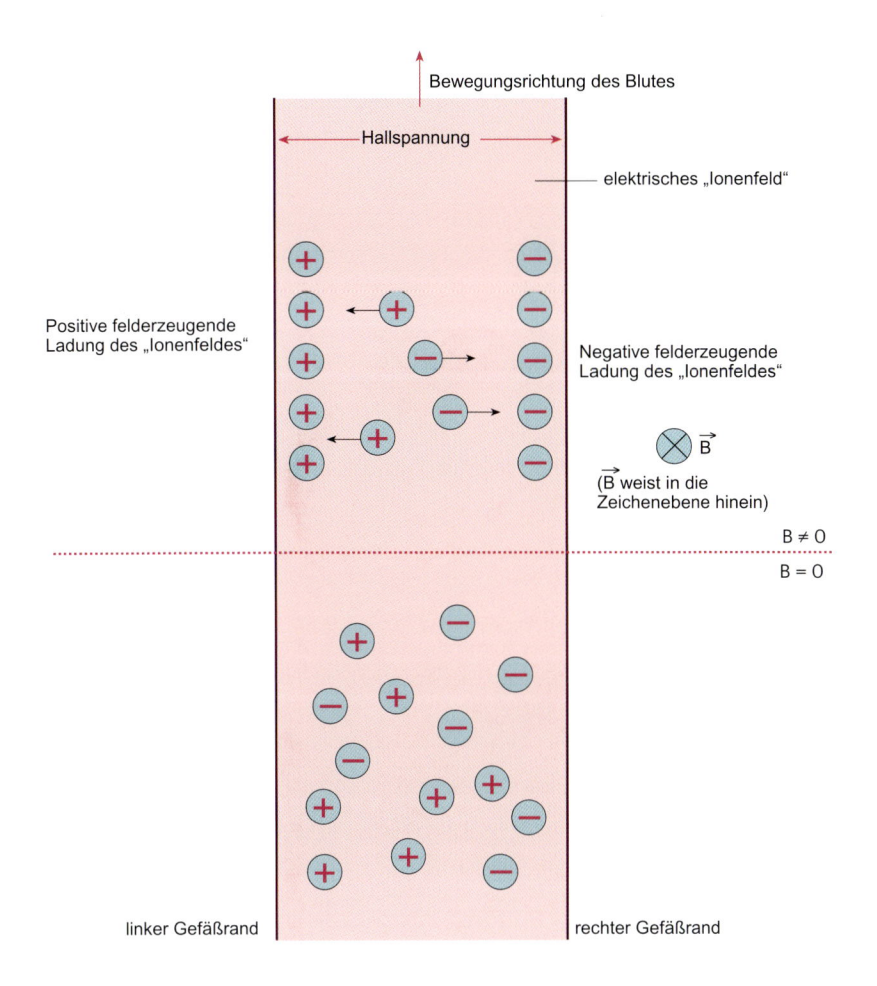

Positive felderzeugende
Ladung des „Ionenfeldes"

Negative felderzeugende
Ladung des „Ionenfeldes"

$\vec{B}$
($\vec{B}$ weist in die
Zeichenebene hinein)

$B \neq 0$
$B = 0$

linker Gefäßrand　　rechter Gefäßrand

DIE ENTSTEHUNG DER HALLSPANNUNG
UND SOMIT DES ELEKTRISCHEN „IONENFELDES"

DIE PFEILE GEBEN DIE RICHTUNG DER
LORENTZKRAFT AUF POSITIVE BZW.
NEGATIVE IONEN AN.

ABB. 2

> **HINWEIS**
>
> Im Magnetfeld werden drei Arten von Abstoßungskräften zwischen den Erythrozyten beobachtet
>
> - Abstoßungskräfte durch gleichnamige elektrische Ladungen
> - Zusätzliche Abstoßungskräfte durch Wasserdipole
> - Zusätzliche Abstoßungskräfte durch gleichnamige Pole

Auflösung der Verklumpungen der Erythrozyten

Es wurde durch ausführliche Berechnungen von Dipl.-Physiker Rainer Holzschuh bewiesen, dass bei starkem Verklumpungsgrad der Erythrozyten etwa nur ein Drittel der Sauerstoffmenge aufgenommen wird. Nach der Auflösung der Verklumpungen kann die von den Erythrozyten in der Lunge aufgenommene Sauerstoffmenge auf das ca. dreifache gesteigert werden. Daran wird klar, wie wichtig die Entklumpung der Erythrozyten für unsere Gesundheit ist.

Im Folgenden werden drei Mechanismen beschrieben, die gleichzeitig und unabhängig von einander ablaufen. Sie treten nur in einem Magnetfeld auf und unterstützen sich gegenseitig bei der Trennung verklumpter Erythrozyten.

· Abstoßungskräfte durch gleichnamige elektrische Ladungen

Da alle bewegten Ladungen in einem Magnetfeld eine Lorentzkraft erfahren, erfolgt beim Eintritt eines elektrisch neutralen Erythrozyts in ein Magnetfeld eine Verschiebung der Ladungsschwerpunkte der Elektronen innerhalb der Atome. Die Schwerpunkte von positiven und negativen Ladungen der Atome fallen dann nicht mehr zusammen.

Weist die magnetische Flussdichte wieder in die Zeichenebene hinein, so wird der Schwerpunkt der Elektronen auf den rechten Gefäßrand zu verschoben. Die positiven Atomkerne verbleiben an ihren Plätzen. In den Erythrozyten werden stellvertretend für viele Atome jeweils nur vier eingezeichnet.

Im Inneren der Erythrozyten neutralisieren sich benachbarte ungleichnamige elektrische Ladungen, weshalb diese in der Abbildung 3 eingeklammert sind. An den Rändern der verklumpten Erythrozyten liegen bei allen Erythrozyten am linken Rand positive Ladungen +Q, am rechten Rand negative

Ladungen -Q vor. Also liegen jetzt am rechten und am linken Gefäßrand gleichnamige elektrische Ladungen nebeneinander, die sich dann abstoßen. So werden die verklumpten Erythrozyten im Magnetfeld der Reihe nach getrennt. Die Abstoßungskräfte sind durch Pfeile dargestellt.

HINWEIS

Gleichnamige Ladungen stoßen sich ab, so dass die Erythrozyten in einem hinreichend starken Magnetfeld nicht verklumpen.

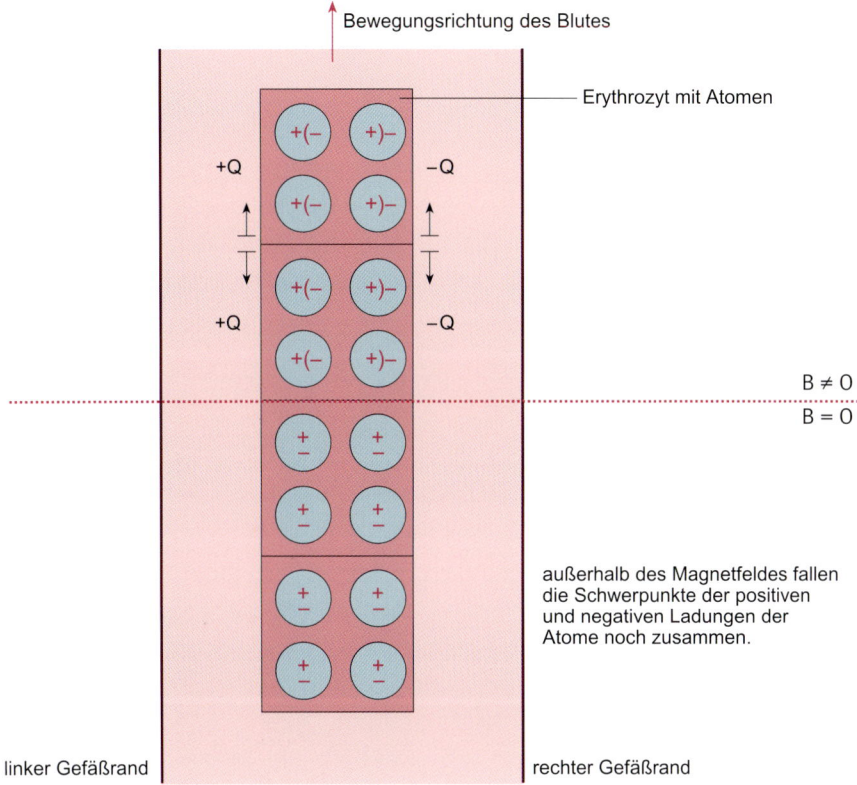

VERKLUMPTE ERYTHROZYTEN BEIM EINTRITT IN DAS MAGNETFELD

(WIR SEHEN EINE VERSCHIEBUNG DER LADUNGSSCHWERPUNKTE IM MAGNETFELD.)

ABB. 3

Diese Ausführungen zeigen, dass in einem hinreichend starken magnetischen Erdfeld die Ladungen auf den Rändern der Erythrozyten dafür sorgen, dass diese sich abstoßen und folglich gar nicht erst verklumpen. Bei fehlendem oder zu schwachem magnetischen Erdfeld hingegen sind diese Oberflächenladungen nicht vorhanden oder vernachlässigbar, so dass Verklumpungen auftreten können.

Die Verklumpungen können also beseitigt werden, indem man den menschlichen Körper einem hinreichend starken Magnetfeld aussetzt. Dies gilt insbesondere dann, wenn eine Person durch das Magnetfeld-Mangel-Syndrom zu einer verstärkten Verklumpung der Erythrozyten neigt.

Ändert die magnetische Flussdichte ihre Richtung, so vertauschen die Oberflächenladungen ihre Lage. Dann liegen alle negativen Oberflächenladungen links, alle positiven rechts. Die Abstoßungskräfte zwischen den verklumpten Erythrozyten bleiben dabei erhalten.

· **Zusätzliche Abstoßungskräfte durch Wasserdipole**

Zusätzlich spielt sich aber noch ein anderer physikalischer Vorgang im Magnetfeld ab. Die in den Erythrozyten eingelagerten Wassermoleküle stellen elektrische Dipole dar. Die positiven und negativen Dipolladungen erfahren in einem Magnetfeld Lorentzkräfte, die, wie bereits beschrieben, in entgegengesetzter Richtung wirken. Dadurch werden die Dipole gedreht. Sie lagern sich wie Kettenglieder aneinander. Auch hier neutralisieren sich die benachbarten ungleichnamigen elektrischen Ladungen im Inneren der Erythrozyten, weshalb sie in der Abbildung 4 eingeklammert sind. An den Rändern verbleiben jedoch wirksame Oberflächenladungen. Dabei liegen am linken und am rechten Rand wieder gleichnamige Ladungen nebeneinander, welche sich abstoßen. Die Abstoßungskräfte, die bei der Verschiebung

Bewegungsrichtung des Blutes

Erythrozyt mit Wasserdipolen

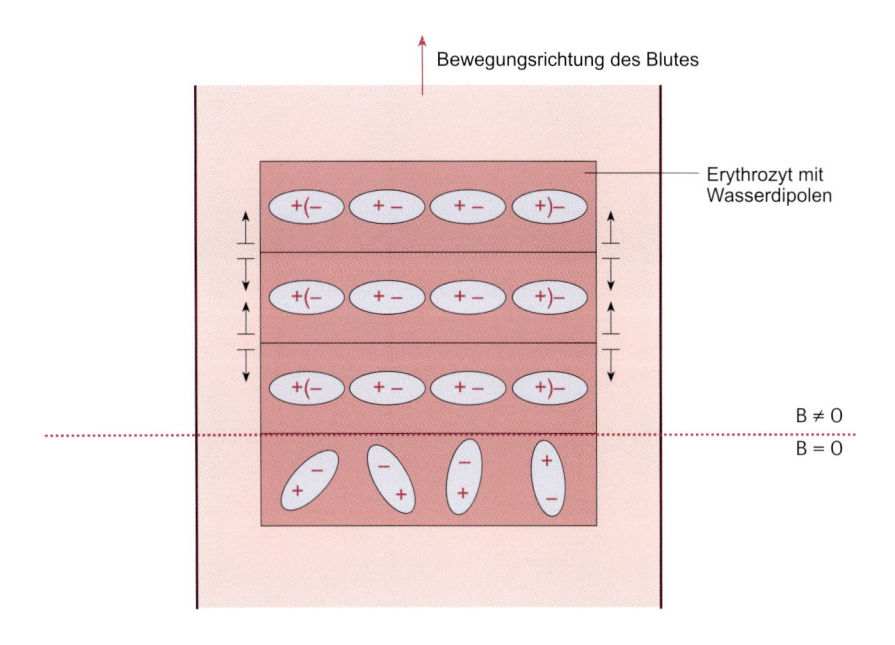

$B \neq 0$
$B = 0$

ANORDNUNG VON WASSERDIPOLEN IN DEN VERKLUMPTEN ERYTHROZYTEN

(IM UNTEREN TEIL OHNE MAGNETFELD, IM OBEREN TEIL MIT MAGNETFELD.)

ABB. 4

der Elektronen innerhalb der Atome auftreten, werden dadurch noch verstärkt. Diese zusätzlichen Abstoßungskräfte sind durch die eingezeichneten Pfeile gekennzeichnet.

· Zusätzliche Abstoßungskräfte durch gleichnamige Pole

Zu den beiden beschriebenen Mechanismen zur Trennung verklumpter Erythrozyten kommt noch ein weiterer hinzu. Befinden sich identische Erythrozyten in einem Magnetfeld, werden sie auch identisch magnetisiert. Das heißt, sie werden beispielsweise beide in Richtung der magnetischen Flussdichte magnetisiert. Man erhält dann an den oben liegenden Flächen der verklumpten Erythrozyten beispielsweise je einen Nordpol, an den unten liegenden Flächen je einen Südpol. Es liegen so jeweils gleichnamige Pole nebeneinander. Dies bedeutet Abstoßung und damit Trennung der verklumpten Erythrozyten, vgl. Abbildung 5.

ZWEI VERKLUMPTE ERYTHROZYTEN
WERDEN IM MAGNETFELD IDENTISCH MAGNETISIERT UND STOßEN SICH AB

ABB. 5

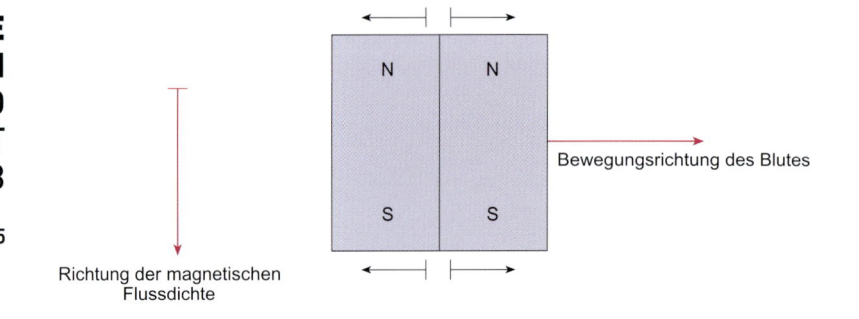

oberer Gefäßrand

Richtung der magnetischen Flussdichte

Bewegungsrichtung des Blutes

unterer Gefäßrand

> **HINWEIS**
>
> Die optimale Sauerstoffversorgung der Zelle ist die Voraussetzung für einen gesunden Organismus und somit einer der wichtigsten Effekte des Magnetfeldes.

Die Bedeutung der Magnetfeld-Therapie

Bisher wurde der physikalische Mechanismus beschrieben, wie man durch ein Magnetfeld das Thrombose- und Infarktrisiko verringern kann. Es ist aber auch wichtig zu wissen, dass in der Lunge nach der Trennung der verklumpten Erythrozyten wesentlich mehr Sauerstoff aufgenommen werden kann, der dann zu den Organen transportiert wird.

· Aufbau der Zelle

Jede Zelle besteht aus einem Zellkern, welcher die DNA enthält und Steuerungsorgan für jeglichen Austausch der Zelle mit ihrer Umgebung ist. Der Kern ist in das Zytoplasma eingebettet, das wiederum, je nach Organzugehörigkeit, in unterschiedlichen Viskositäten vorkommt. Ebenfalls im Zytoplasma befinden sich die Mitochondrien. Das sind die Kraftwerke der Zelle, in denen durch Oxydation von Eiweißen, Kohlenhydraten und Fettsäuren Energie bereitgestellt wird. Dazu ist Sauerstoff nötig, der durch das Hämoglobin der Erythrozyten zu den Zellen transportiert wird.

Nach außen hin wird die Zelle durch die Zellmembran abgeschlossen. Dies ist besonders wichtig, da sich der Innenbereich der Zelle und deren Außenbereich grundlegend unterscheiden. Die Zellmembran muss ein Eindringen der Flüssigkeit aus der Zellumgebung verhindern, aber einen Austausch von Nährstoffen und Salzen zulassen. Diese Aufgaben übernehmen die Natrium-Kalium-Ionenpumpen, die sich in der Zellmembran befinden. Bei jedem Zyklus werden drei Na-Ionen aus der Zelle und zwei K-Ionen in die Zelle gepumpt. Der Außenbereich nimmt dadurch positives, der Innenbereich der Zelle negatives Potenzial an, im Mittel -90 mV. Die Energie zur Aufrechterhaltung dieser Spannung bezieht die Zelle aus den Mitochondrien. Allein für die Aufrechterhaltung der Zellspannung muss die Zelle weit mehr als die Hälfte der in den Mitochondrien bereitgestellten Energie aufwenden.

· Das Aufquellen der Zelle

In einem zu schwachen Magnetfeld gelangt nicht genügend Sauerstoff zu den Mitochondrien. Somit kann der Energiebedarf für die Pumpleistung der Ionenpumpen nicht bereitgestellt werden und die Zellspannung sinkt. Dadurch steigt im Inneren der Zelle die Konzentration der Ionen. Ein Eindringen von Wasser aus der Zwischenflüssigkeit in den Innenraum der Zelle wird nun unvermeidbar, was zu einer Volumenvergrößerung der Zelle führt.

Die Volumenvergrößerung bewirkt eine Verengung der Kapillaren. Dies wiederum hat einen reduzierten Blutstrom zur Folge. Durch diesen Teufelskreis wird die Unterversorgung mit Sauerstoff noch weiter verstärkt. Außerdem sinkt die Fließgeschwindigkeit des Blutes, wodurch Erythrozyten und Thrombozyten verstärkt zu Verklumpungen neigen.

HINWEIS

Eine Verbesserung der Sauerstoffabgabe an die Zellen macht die Volumenvergrößerung der Zellen rückgängig.

Durch ein hinreichend starkes Magnetfeld können ganze Kapillarsysteme geöffnet werden. Der Blutfluss und die Sauerstoffversorgung des Gewebes werden somit verbessert. Grundlegende Arbeiten zu diesem sauerstoffgesteuerten Schaltmechanismus der Kapillaren führte Manfred v. Ardenne durch [3], [4], [5].

· Optimierte Sauerstoffabgabe an die Zellen

Es reicht nicht aus, dass in der Lunge viel Sauerstoff aufgenommen und zu den Zellen transportiert wird. Wichtig ist auch, dass dieser Sauerstoff optimal an das Gewebe abgegeben wird.

Wie kann dies erreicht werden? Stemme [2] nimmt im Rahmen einer sehr umfangreichen Theorie von einem verallgemeinerten Erythrozyten-Modell an, dass Erythrozyten von 0% bis 100% mit Sauerstoff beladen sein können. Er geht dabei von nicht verklumpten Erythrozyten aus. Die Erythrozyten wollen nach einem in der Natur allgemeingültigen Prinzip in den Zustand niedrigster Energie übergehen. Dies wäre der Fall, wenn die Erythrozyten den angelagerten Sauerstoff völlig an das Gewebe abgeben würden, was jedoch nicht möglich ist. Stemme kommt zu dem Ergebnis, dass ohne Magnetfeld nur 24% des in den Erythrozyten angelagerten Sauerstoffs an das Gewebe abgegeben werden können. In einem Magnetfeld mit einer magnetischen Flussdichte von 120 Gauss können ca. 56% des angelagerten Sauerstoffs abgegeben werden. Das bedeutet, dass das Gewebe im Magnetfeld mit der 2,5-fachen Sauerstoffmenge versorgt werden kann.

Die Magnetfeldbehandlung setzt bei der optimierten Sauerstoffabgabe an die Zelle an. Entscheidend ist, dass mit Hilfe eines Magnetfeldes eine Verbesserung des Sauerstoffangebots in einem unterversorgten Gebiet erreicht wird. Dann wird das Aufquellen der Zellen in den Kapillarwänden rückgängig gemacht, die Kapillaren werden für den Blutstrom weiter geöffnet, was zu einer stark verbesserten Durchblutung und damit auch zu einer optimalen Sauerstoffversorgung des Gewebebereichs führt, der sich im Magnetfeld befindet.

Sorgt man also dafür, dass eine verletzte Körperstelle wie beispielsweise eine Wunde, ein Knochenbruch, eine Verbrennung oder eine Schmerzstelle einem hinreichend starken Magnetfeld ausgesetzt wird, wird dort eine optimale Sauerstoffabgabe an das geschädigte Gewebe gewährleistet. Besonders an diesen Stellen besteht ein erhöhter Energie- und Sauerstoffbedarf, um die Strukturen wieder herzustellen.

Durch eine gesteigerte Blutzirkulation werden Schlacken und Giftstoffe von der geschädigten, schmerzenden Stelle rascher abtransportiert, was eine deutliche Schmerzlinderung zur Folge hat. Gleichzeitig werden vermehrt weiße Blutkörperchen an die kranke Stelle befördert, was entzündungshemmend wirkt.

Nach Stemme sind Magnetfelder mit magnetischen Flussdichten zwischen 100 G und 200 G an der zu behandelnden Stelle ausreichend. Stärkere Magnetfelder bringen, verglichen mit dem technischen Aufwand, kaum größere Effizienz. Da die magnetische Flussdichte jedoch mit der Entfernung von den Polen stark abnimmt, muss sie an den Polen entsprechend hoch sein, damit die verletzte Stelle ausreichend versorgt wird. Es muss also eine zufriedenstellende Eindringtiefe in das Gewebe gewährleistet sein.

· Sauertoffaufnahme in der Lunge

Es ist wichtig, dass man zuerst eine optimale Sauerstoffbeladung der Erythrozyten in der Lunge und danach eine bestmögliche Sauerstoffabgabe an das Gewebe erreicht. Nach Auflösung der verklumpten Erythrozyten ist die wichtigste Voraussetzung für eine optimale Sauerstoffaufnahme in der Lunge durch das

Hämoglobin geschaffen. Damit ist aber noch nicht gewährleistet, dass die unverklumpten Erythrozyten in der Lunge auch tatsächlich mit der maximal möglichen Sauerstoffmenge beladen werden. Für eine optimale Sauerstoffbeladung muss nach den bisherigen Ausführungen vermieden werden, dass größere Bereiche der Lunge einem zusätzlichen Magnetfeld ausgesetzt werden, da in einem Magnetfeld bevorzugt Sauerstoff abgegeben wird. Nur wenn die Lunge keinem nennenswert starken zusätzlichen Magnetfeld ausgesetzt ist, kann in den Alveolen (Lungenbläschen) die maximale Beladung der Erythrozyten von 97% erreicht werden.

Ein zusätzliches ausgedehntes Magnetfeld im Lungenbereich und das Fehlen eines Magnetfeldes im Bereich des erkrankten Gewebes würde zwangsläufig dessen Unterversorgung bedeuten, da von dem wenigen in der Lunge aufgenommenen Sauerstoff auch nur ein geringer Prozentsatz an das geschädigte Gewebe abgegeben werden könnte. Dies wird im folgenden Kapitel nochmals deutlich.

· Der »Magnetschalter«

Begründet wurde die optimale Be- und Entladung des Hämoglobinmoleküls mit Sauerstoff von Perutz [6]. Nach Perutz gibt es zwei verschiedene Strukturen des Hämoglobinmoleküls, eine für den desoxygenierten Zustand (nach Sauerstoff-Abgabe), die so genannte T-Struktur, und eine für den oxygenierten Zustand (mit Sauerstoff beladen), die so genannte R-Struktur. Die Tatsache, dass Hämoglobin in zwei verschiedenen Strukturen vorkommt, hat bereits Linus Pauling anhand von Röntgenstrukturanalysen festgestellt.

Stemme [2] beschreibt einen möglichen Mechanismus für einen durch ein Magnetfeld ausgelösten Übergang der oxygenierten R-Struktur in die desoxygenierte T-Struktur. Diese Überlegungen sind in Abbildung 6 dargestellt und sollen im Folgenden vereinfacht dargelegt werden.

Das Hämoglobinmolekül besteht aus vier gleichen Globinmolekülen mit jeweils einer höhlenartigen Vertiefung, in der sich je eine Hämgruppe befindet. Die Hämgruppe besteht aus einem zentralen Eisenatom und einem Ring aus Porphyrin. Der Porphyrinring liegt um das Eisenatom herum, aber nicht ganz so tief in der Höhle wie das Eisenatom, wenn an diesem Sauerstoff angelagert ist.

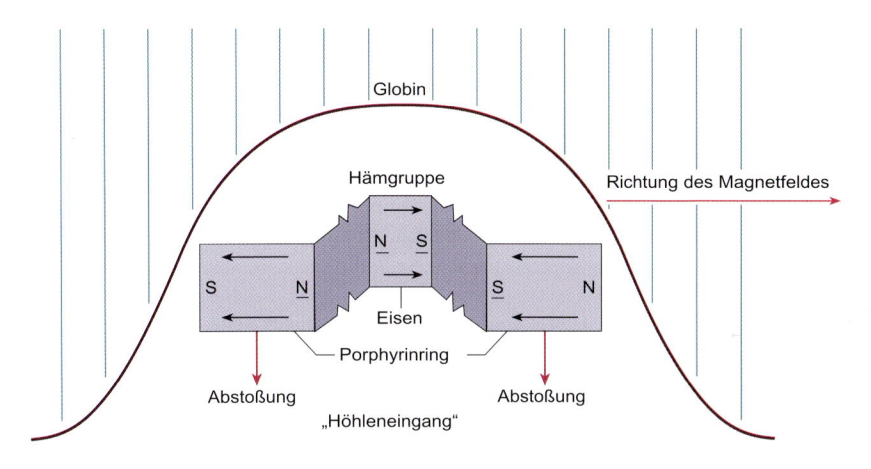

ABSTOSSUNGS-KRÄFTE IM MAGNETFELD ZWISCHEN EISEN UND PORPHYRIN

(DAS HÄMOGLOBINMOLEKÜL GEHT VON DER R-STRUKTUR IN DIE T-STRUKTUR ÜBER. STEMME [2])

ABB. 6

Da Eisen paramagnetisch und Porphyrin diamagnetisch ist, werden sie in einem äußeren Magnetfeld entgegengesetzt magnetisiert. Deshalb liegen sich im Magnetfeld am Eisen und am Porphyrin gleichnamige Magnetpole gegenüber. Die Folge ist, dass der Porphyrinring zum „Höhleneingang" hin abgestoßen wird. Er nimmt bei seiner Bewegung den am Eisen angelagerten Sauerstoff mit. Der Mechanismus funktioniert also wie ein »Magnetschalter«, vgl. Abbildung 6 (durch die eingezeichneten Federchen werden Kräfte dargestellt).

HINWEIS

Wird ein bestimmter Körperbereich einem zusätzlichen Magnetfeld ausgesetzt, erhält das mit Sauerstoff beladene Hämoglobin den Befehl, den Sauerstoff bevorzugt in diesem Bereich abzugeben. Man kann dies für größere Bereiche durch die Magnetfeld-Matte von »Magnetics effect« erreichen, für kleinere Bereiche durch Bandagen mit eingearbeiteten Magneten oder durch Magnetpflaster.

Hat das Erythrozyt das Magnetfeld verlassen, verschwindet die Magnetisierung von Eisen und Porphyrin wieder. Wenn beim nächsten Durchgang durch die Lunge Sauerstoff an das Eisenatom angelagert wird, drückt das Sauerstoffmolekül den Porphyrinring aufgrund von Bindungskräften wieder in die „Höhle" zurück. Dieses Zurückdrücken wäre bei Vorhandensein eines zusätzlichen Magnetfeldes in der Lunge wegen der magnetischen Abstoßungskräfte unmöglich.

Nach diesen Darlegungen ist leicht einzusehen, dass ein zusätzliches Magnetfeld im Lungenbereich kontraproduktiv ist, da das Hämoglobinmolekül die Lunge oxygeniert, also mit Sauerstoff beladen, verlassen soll. Bei jedem Durchgang durch das Magnetfeld in der Peripherie wird durch den „Magnetschalter" erneut der Befehl zur Abgabe des Sauerstoffs an die Zellen gegeben.

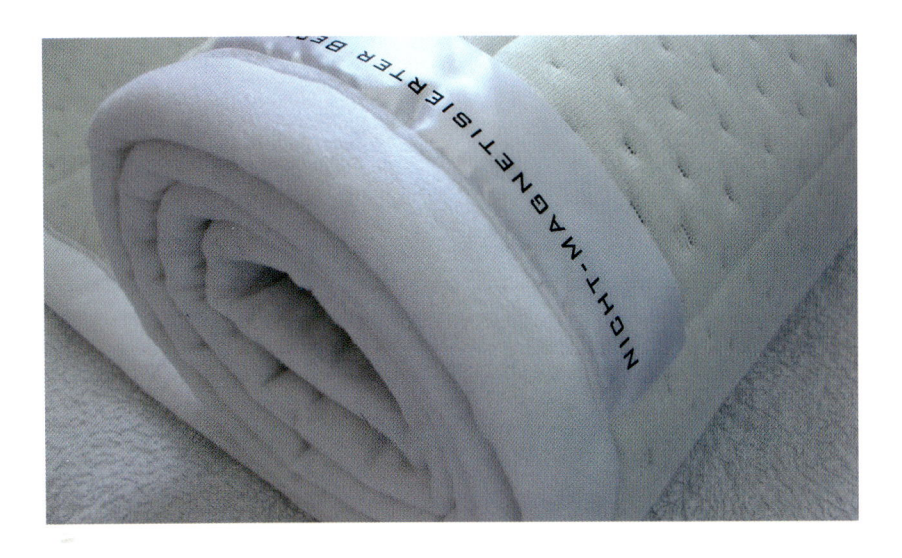

NICHT-MAGNETISIERTE BLINDSTREIFEN IM LUNGENBEREICH

FAZIT

Für eine optimale Beladung des Blutes mit Sauerstoff müssen verklumpte Erythrozyten zunächst durch Magnetfelder getrennt werden.

Um große Sauerstoffmengen, die zur Gesunderhaltung des Körpers nötig sind, gleichmäßig an den Organismus abzugeben, muss der Körper mit Ausnahme der Lunge, einem Magnetfeld ausgesetzt werden, welches das Erdmagnetfeld verstärkt. Um diesen positiven Ganzkörper-Effekt zu erzielen, eignet sich die Magnetfeld-Matte »Magnetics effect«.

Sind im Körper erkrankte Bereiche vorhanden, muss man speziell an diesen Stellen Magnetfelder wirken lassen, damit das Hämoglobin dort besonders viel Sauerstoff abgibt. Dies erreicht man durch das Aufkleben von geeigneten Magnetpflastern.

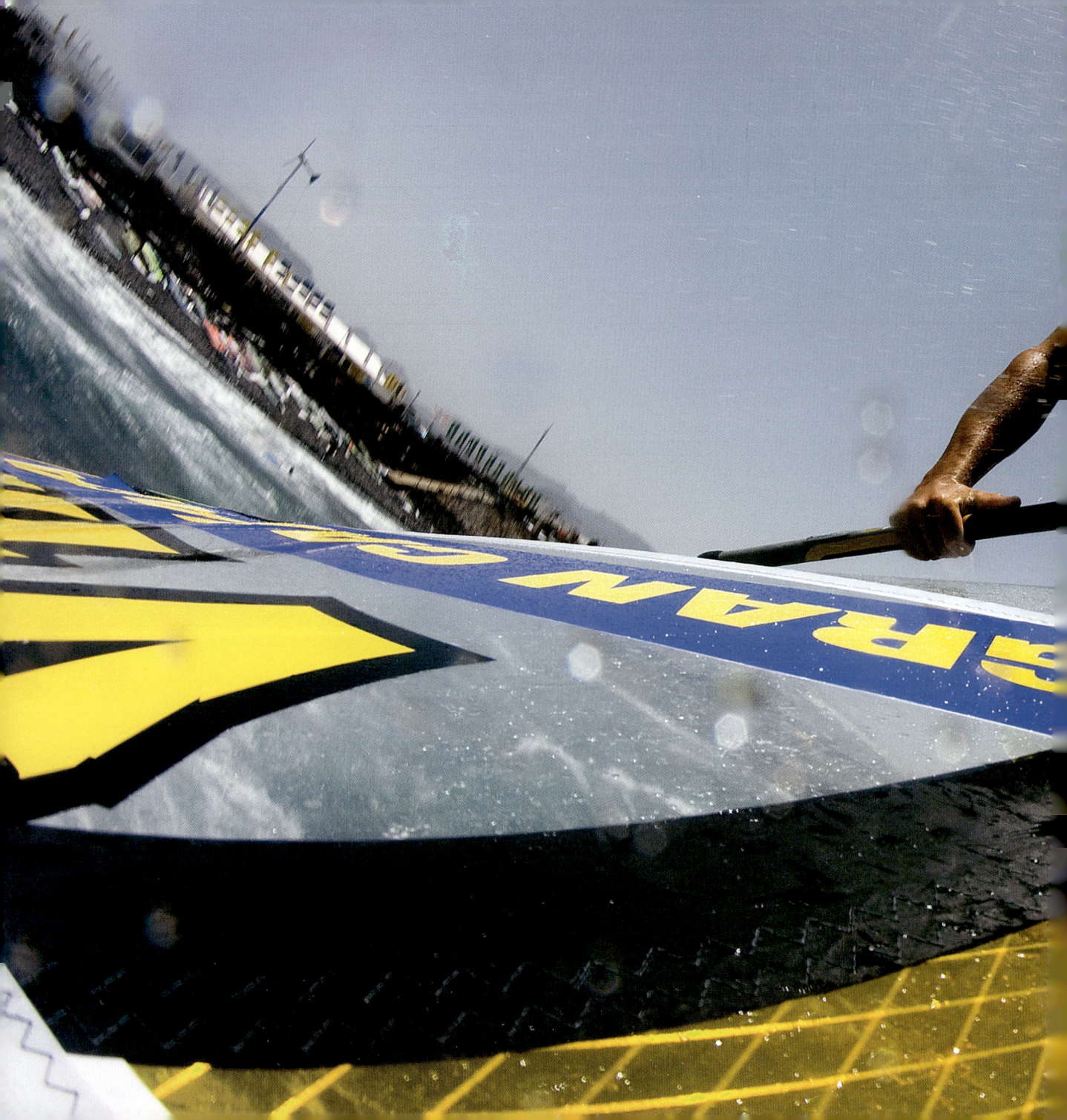

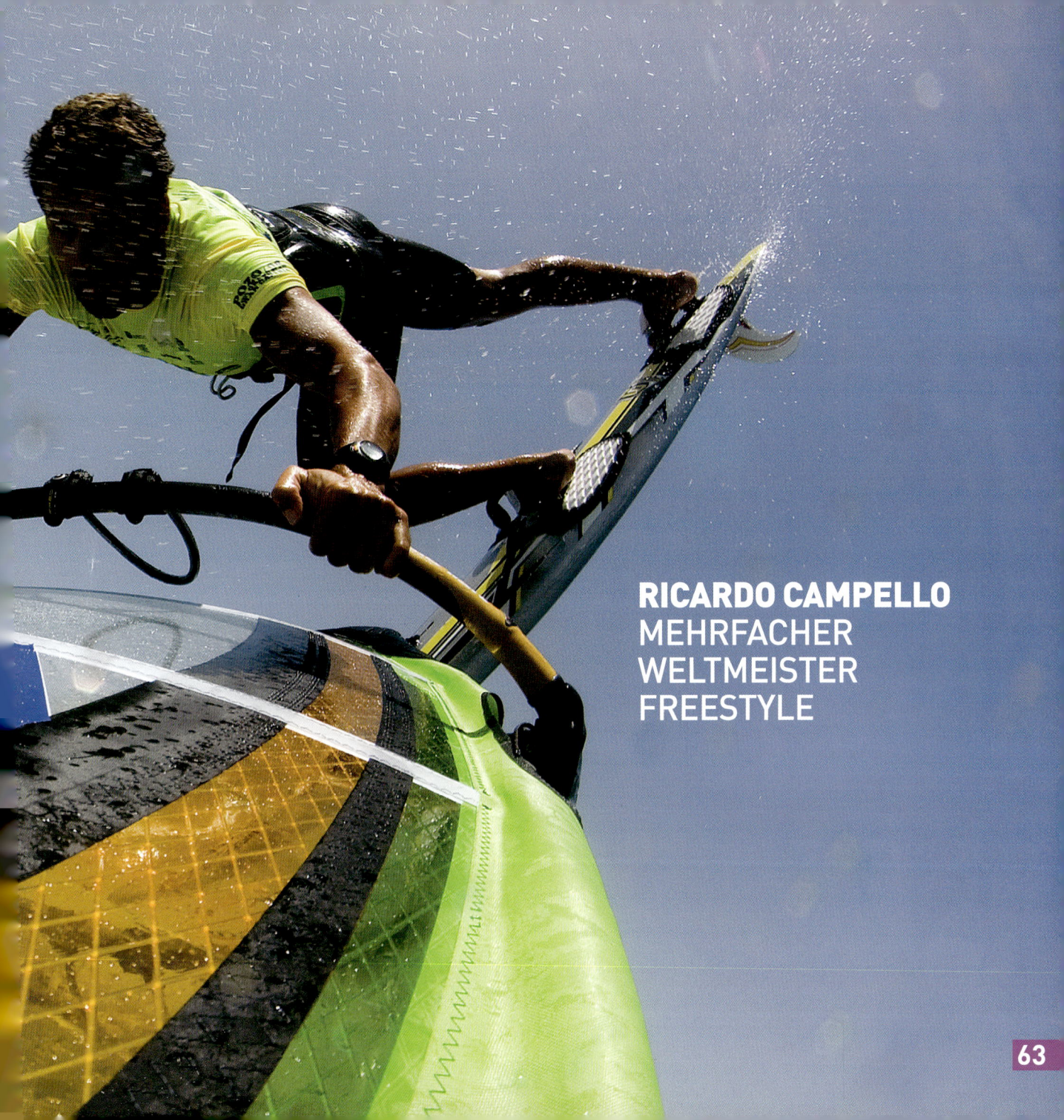

RICARDO CAMPELLO
MEHRFACHER
WELTMEISTER
FREESTYLE

4

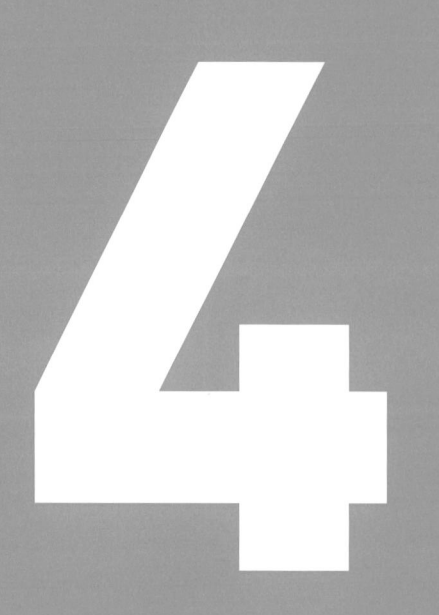

BEHANDLUNG VON SCHMERZEN

BEHANDLUNG VON SCHMERZEN

PRAXIS

In diesem Kapitel wird anhand von vielen Fällen aus der Praxis gezeigt, wie die Schmerzen sämtlicher Gelenke von Kopf bis Fuß behandelt werden können. Oberstes Ziel der Behandlung ist immer möglichst schnell Schmerzfreiheit zu erzielen, um chronische Schmerzen zu verhindern.

Surf-Profi Alberto Menegatti wollte vor dem Worldcup 2008 in Fuerteventura eigentlich heimfliegen, weil er nach einem Crash starke Schmerzen im Sprunggelenk hatte. Nach 3 Behandlungen und Einsatz von Magneten war er komplett schmerzfrei. Er hat mir gesagt, dass er sich noch nie so schnell von einer Verletzung erholt hat. Seither schwört er auf die Magnete.

■ BEINE

Die Behandlung der Beine ist extrem wichtig, denn bei Schmerzen und Verletzungen der Beingelenke nimmt der Patient sofort eine Schonhaltung ein. Oft läuft er dadurch einseitig, um dem Schmerz auszuweichen. Viele Menschen haben auch eine Beinlängen-Differenz von der sie noch gar nichts wissen. Durch Schonhaltungen oder unterschiedliche Beinlängen ergeben sich Blockaden der Beckenknochen, die sich dann auf die ganze Wirbelsäule auswirken.

Sprunggelenk

Das Sprunggelenk besteht aus dem oberen und dem unteren Sprunggelenk. Bei Verletzungen müssen sämtliche beteiligte Knochen sowie Mittelfußknochen und Zehen deblockiert werden. Danach werden zusätzlich die verletzten Muskeln und Bänder behandelt. Verletzungen des Sprunggelenks sind eine der häufigsten Sportverletzungen. Wenn das Gelenk nicht optimal behandelt wird, dauert die Regeneration oft Monate und die Saison ist gelaufen.

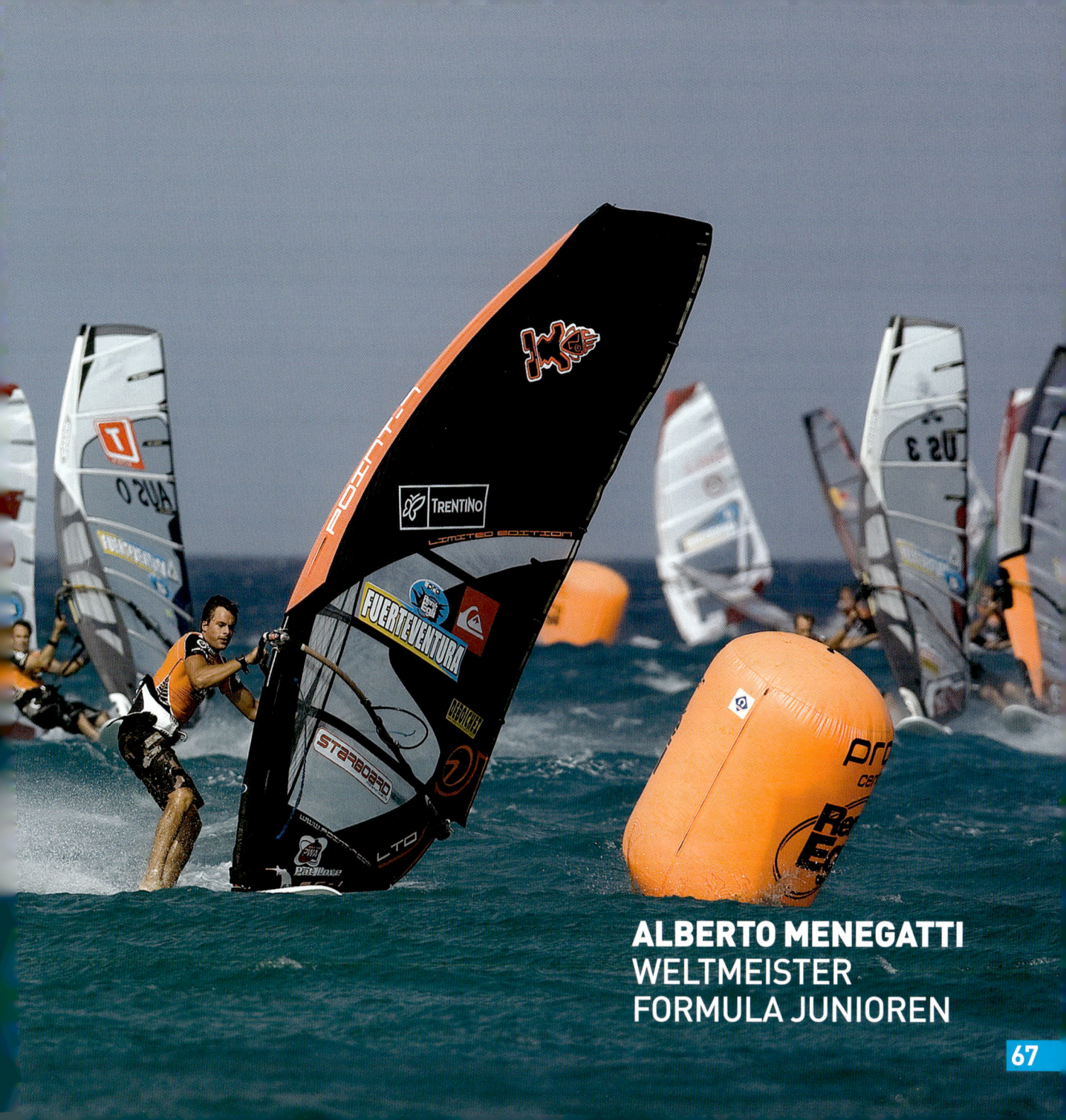

ALBERTO MENEGATTI
WELTMEISTER
FORMULA JUNIOREN

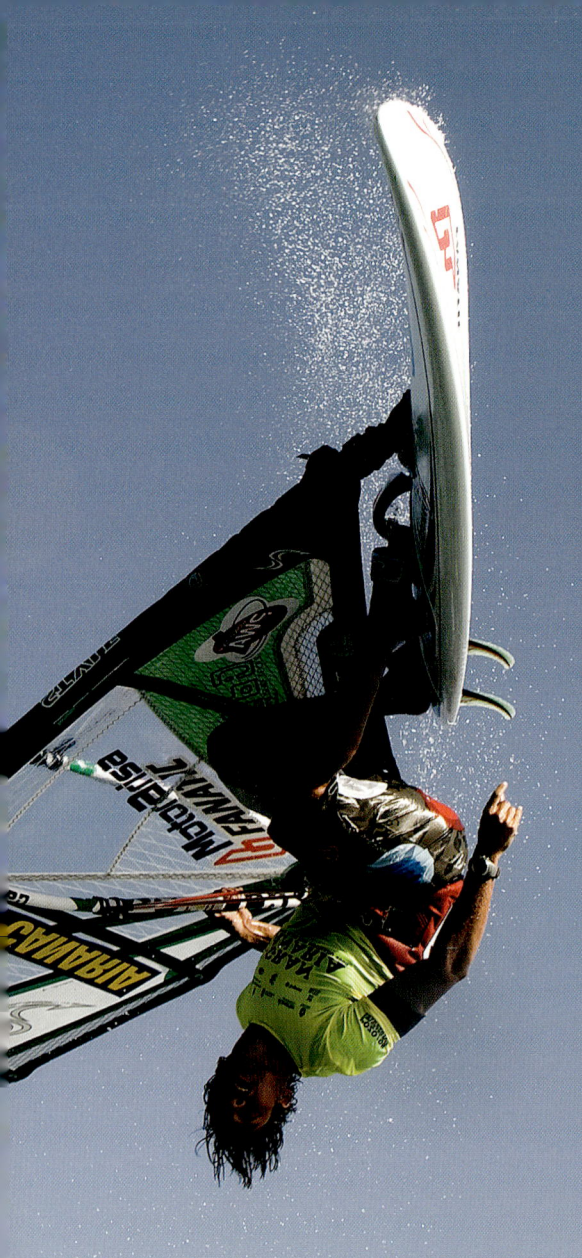

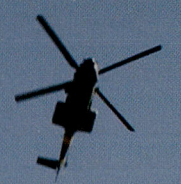

PRAXIS

Jonas Ceballos springt mit Abstand die höchsten Loops, teilweise bis zu 16 Meter hoch. Er hat eine extrem gute Technik, sonst könnte er solche Sprünge nie landen. Es ist jedoch klar, dass Landungen aus dieser Höhe das Sprunggelenk belasten. Als er in meine Behandlung kam, hatte er schon seit Monaten starke Schmerzen. Das Sprunggelenk und die Fußknochen waren blockiert. Nach der Lösung der Blockaden habe ich die Muskulatur gelockert und mit Magnetpflastern nachbehandelt. 3 Tage später habe ich ihn noch einmal kurz vor dem Wettkampf behandelt. Ich war mir nicht sicher, ob meine Behandlung Erfolg haben würde, weil er dieser Dauerbelastung beim Springen ausgesetzt war. Aber die Schmerzen wurden weniger und beim nächsten Wettkampf hatte er keine Probleme mehr.

JONAS CEBALLOS
TOP 3 WORLDCUP
WAVE

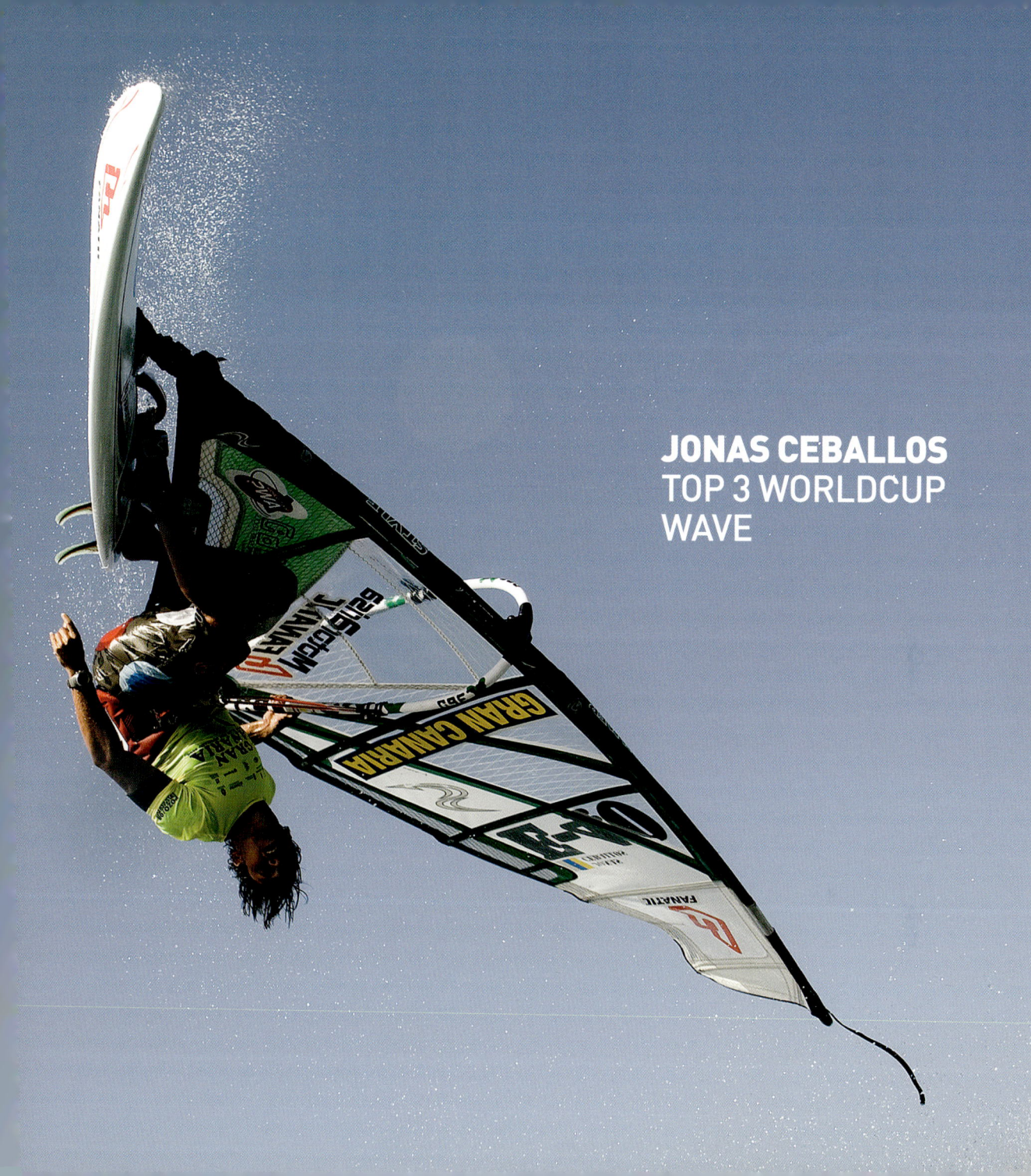

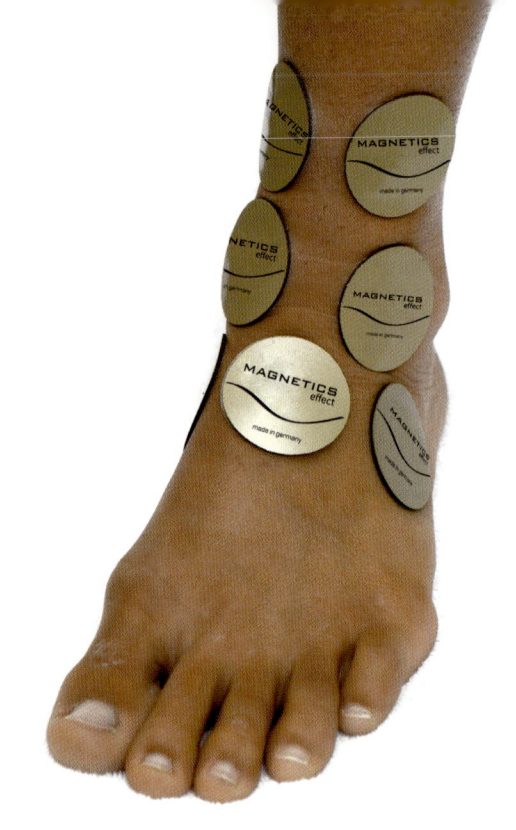

MAGNETE BEI VERLETZUNG DES SPRUNGGELENKS

Ein österreichischer Worldcup Windsurfer verdrehte sich beim Freestyle-Training das Sprunggelenk und der Orthopäde hatte ihm das Gelenk eingegipst. Der Gips sollte erst nach zehn Tagen abgenommen werden. Sein Trainer und seine Eltern baten mich um eine Behandlung. Als ich den Gips sah, musste ich lachen: „Keine Chance, da kann ich nichts machen, wenn der Gips dran ist." Der Junge hat den Gips sofort wieder abnehmen lassen und über Nacht klebte er Magnetpflaster auf.

Am nächsten Tag kam er mit Krücken zur Behandlung. Ich machte einen energetischen Ausgleich über die Meridiane, habe dann das Gelenk gerichtet, die Muskulatur mit dem Relaxer gelöst und die Magnete wieder aufgeklebt. Die Schmerzen beim Bewegen des Fußes waren sofort weniger. Er hat meine Praxis fast schmerzfrei verlassen und dabei sogar seine Krücken

WICHTIG

Ich kann nur raten, ein Gelenk niemals einzugipsen. Durch passive Ruhigstellung kann keine Heilung erzielt werden, sondern nur durch eine aktive Behandlung!

vergessen. Am nächsten Tag konnte er wieder ohne Schmerzen surfen. Beim Springen hat er es zwar noch ein bißchen gemerkt, aber trotzdem hat er gleich wieder Frontloops trainiert. Ich konnte es selbst nicht glauben. Frontloop statt Gips!

Medi-Taping

Bei akuten Sportverletzungen arbeite ich gerne mit Medi-Taping von Dr. Sielmann. Die verletzte Muskulatur wird großflächig über die gesamte Muskellänge mit dem dehnbaren Tape beklebt. Der verletzte Muskel wird damit fixiert, so dass der Schmerz schnell nachlässt. Außerdem stabilisiert das Medi-Tape das verletzte Gelenk. Dadurch dass der Patient den Schmerz jetzt kaum mehr spürt, wird eine Schonhaltung mit allen negativen Folgen verhindert. Meistens ist der Patient bereits innerhalb weniger Tage schmerzfrei, so dass es gar nicht erst zu chronischen Beschwerden kommt. Auf die maximalen Schmerzpunkte werden dann zusätzlich Magnetpflaster aufgeklebt.

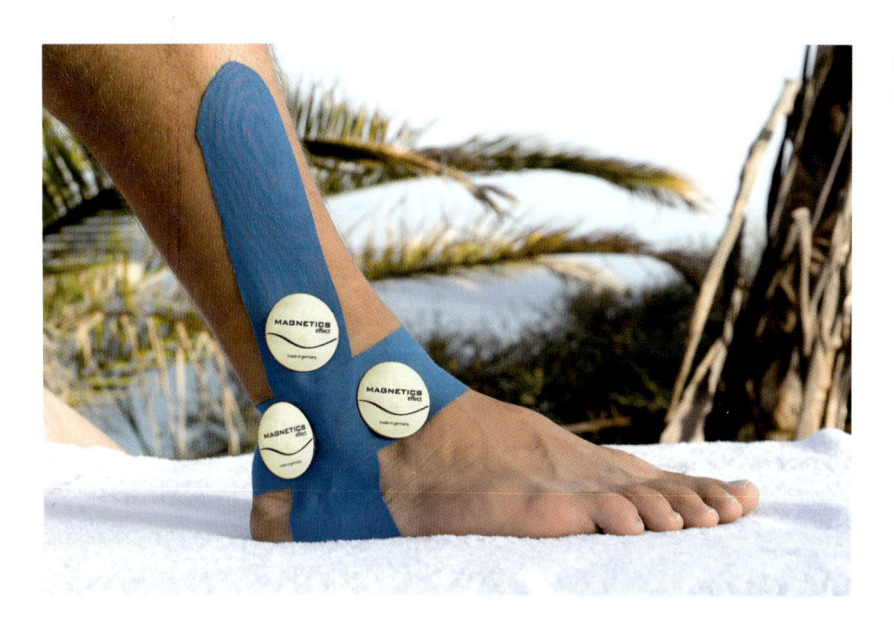

MEDI-TAPING MIT MAGNETEN

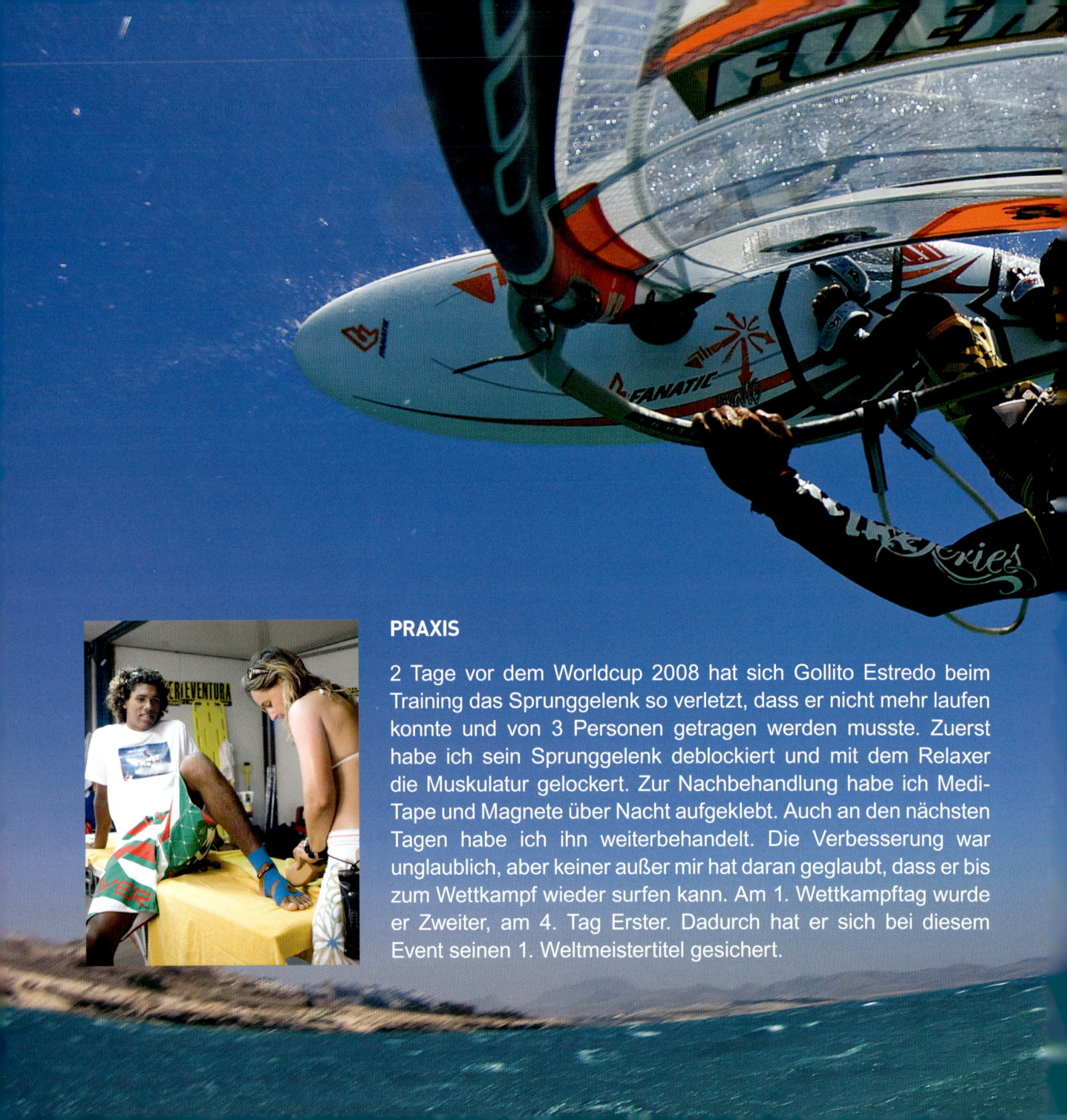

PRAXIS

2 Tage vor dem Worldcup 2008 hat sich Gollito Estredo beim Training das Sprunggelenk so verletzt, dass er nicht mehr laufen konnte und von 3 Personen getragen werden musste. Zuerst habe ich sein Sprunggelenk deblockiert und mit dem Relaxer die Muskulatur gelockert. Zur Nachbehandlung habe ich Medi-Tape und Magnete über Nacht aufgeklebt. Auch an den nächsten Tagen habe ich ihn weiterbehandelt. Die Verbesserung war unglaublich, aber keiner außer mir hat daran geglaubt, dass er bis zum Wettkampf wieder surfen kann. Am 1. Wettkampftag wurde er Zweiter, am 4. Tag Erster. Dadurch hat er sich bei diesem Event seinen 1. Weltmeistertitel gesichert.

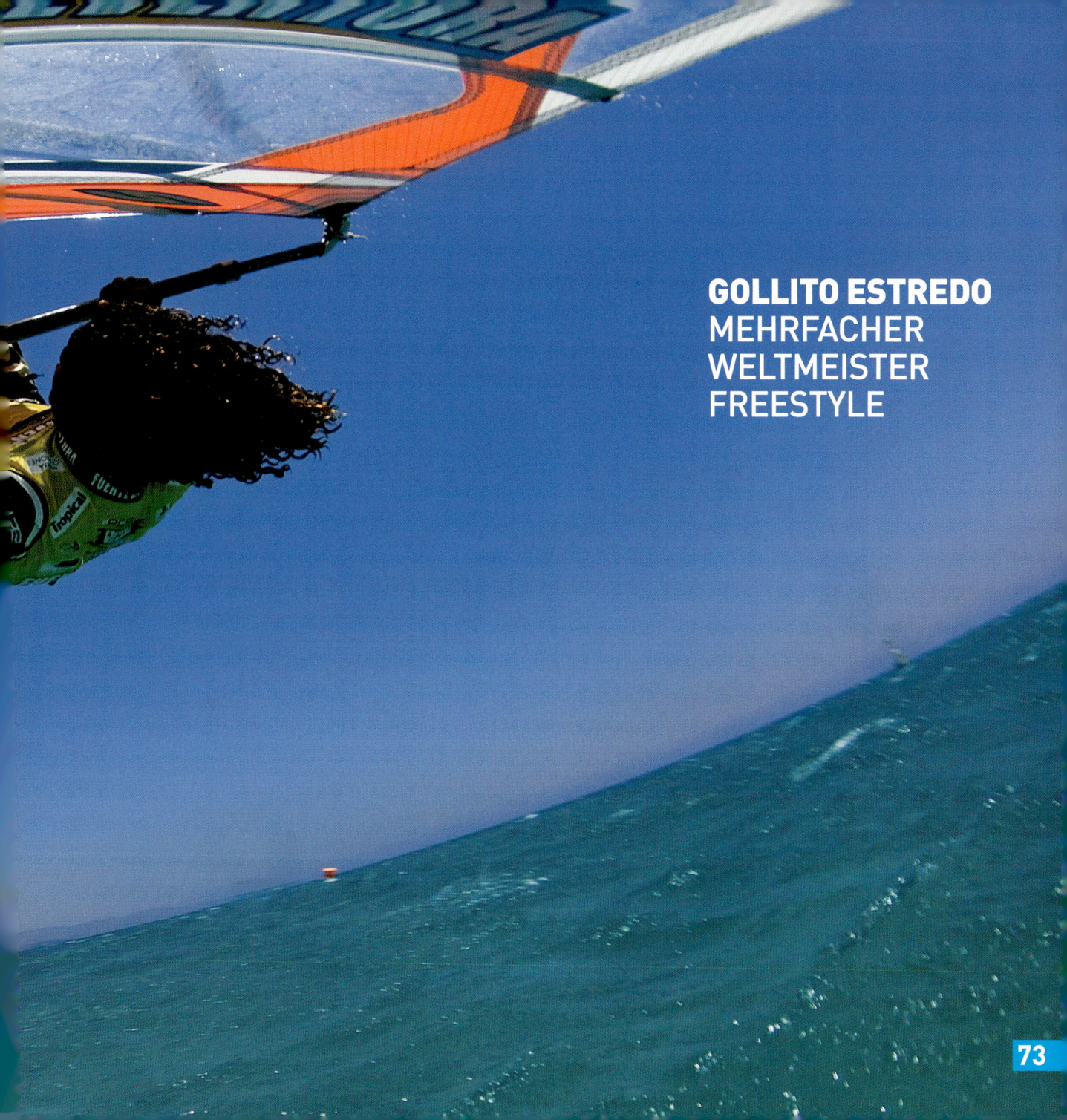

GOLLITO ESTREDO
MEHRFACHER
WELTMEISTER
FREESTYLE

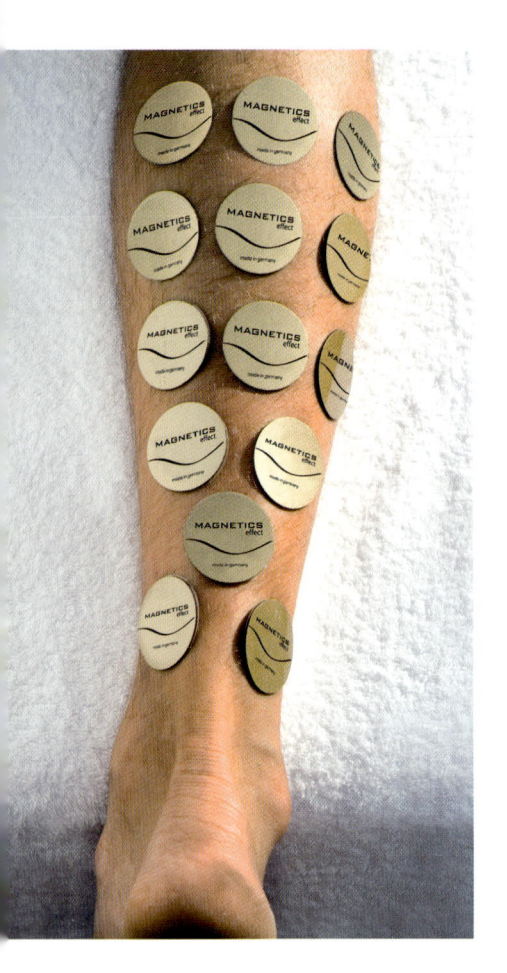

**MAGNETPFLASTER
ZUR VORBEUGUNG VON
ACHILLESSEHNEN-ABRISS**

Achillessehne

Die Achillessehne ist die stärkste Sehne des Menschen. Sie ist die Endsehne des dreiköpfigen Wadenmuskels und setzt am Fersenbein an. Verletzungen der Achillessehne hängen oft mit Blockaden in Becken oder Sprunggelenk zusammen. Vor allem bei langjährigen ISG-Blockaden verspannt sich die komplette Beinmuskulatur. Bei Problemen mit der Achillessehne ist vor allem die Wadenmuskulatur betroffen, die auf jeden Fall behandelt werden muss. Verhärtungen müssen ausmassiert und mit Magnetpflastern nachbehandelt werden, ansonsten überlastet die Achillessehne und kann jederzeit reißen.

Im Sommer 2006 habe ich Til Schweiger behandelt, der viele seiner Actionszenen selbst dreht. Dabei kam es auch zu diversen Verletzungen und Wirbelblockaden. Bei einem Wirbelsäulen-Check kann ich durch die Suche nach den Schmerzpunkten viele Probleme schon im Vorfeld prognostizieren, von denen der Patient noch nichts ahnt. Aufgrund der extrem schmerzhaften Wadenmuskulatur habe ich ihm geraten, die Wade weiterhin zu behandeln, um Problemen mit der Achillessehne vorzubeugen. Die Empfehlung hat er aber nicht so ganz ernst genommen... Leider ist dann 3 Monate später seine Achillessehne gerissen und er musste operiert werden. Manche Sehnen wachsen von selbst wieder zusammen, bei Achillessehnen-Abriss kommt man allerdings nicht um die OP herum.

Knie

Es sind oft alte Verletzungen der Tiefenmuskulatur rund um das Gelenk, die Knieschmerzen auslösen, vor allem wenn diese falsch oder gar nicht behandelt werden. Deshalb muss die vordere und hintere Oberschenkel- und die Wadenmuskulatur sorgfältig untersucht werden, um die Ursachen zu lokalisieren.

Wenn ich Patienten mit Knieschmerzen behandle, fange ich immer mit dem Knie an, das am meisten schmerzt. Danach ist es oft so, dass dieses Knie dann sofort weniger schmerzt als das andere. Ich behandle dann natürlich auch das zweite Knie, aber für den Patient und für sein Vertrauen in meine Behandlung ist das ein wichtiger Moment.

PRAXIS

Bei einem meiner besten Freunde konnte ich leider nicht helfen. Er hat sich bei einem Skiunfall abseits der Piste die Bänder abgerissen, so dass das Knie instabil war. Außerdem hatte sich ein Knochensplitter gelöst, der bei Bewegung den Knorpel abnutzen würde und schmerzhaft war. In so einem Fall rate ich zu einer Operation, um Langzeitschäden und Einschränkungen beim Sport und bei der Arbeit vorzubeugen.

Falls eine OP nicht vermieden werden kann, ist die Nachbehandlung durch Aufkleben von Magneten Gold wert. Die Narben und das umliegende Gewebe müssen unbedingt durch Magnetfeld-Therapie behandelt werden, um den Heilungsprozess zu beschleunigen. Die Reha läuft dann ohne Komplikationen ab.

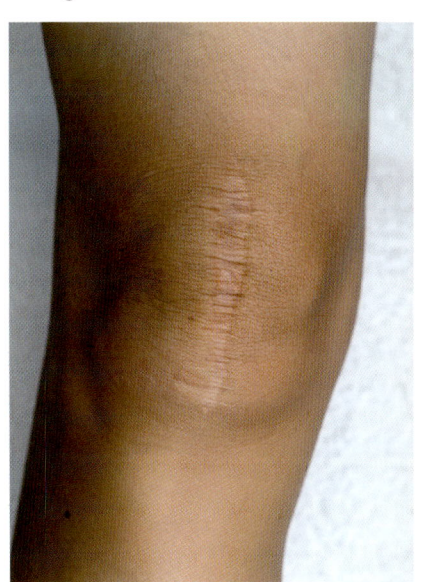

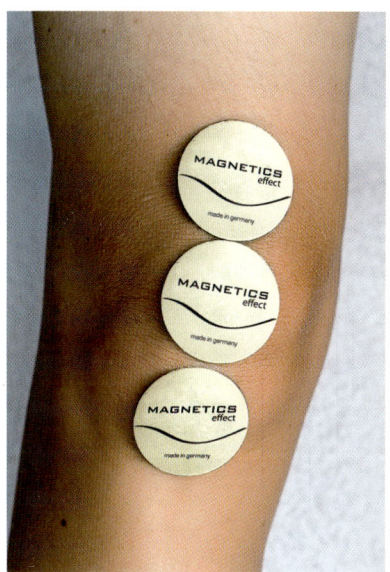

MAGNETE NACH KNIE-OP

PRAXIS

Roman Weidenfeller, Torwart beim BVB, kam wegen chronischen Knieproblemen zur Behandlung. Bei ihm habe ich zuerst die Körperstatik korrigiert und darüber hinaus die verkürzte Oberschenkel-Muskulatur gelöst.

Seit der Korrektur der Körperstatik sind auch seine Knieprobleme behoben. Seither hatte er nie wieder Schmerzen, trotz starker Belastung beim Sport.

An diesem Beispiel wird deutlich, wie wichtig es ist, den gesamten Körper ins Gleichgewicht zu bringen und die Behandlung nicht nur auf das Knie zu beschränken. Die Nachbehandlung durch Magnetpflaster hat er weitergeführt und ist seitdem beschwerdefrei.

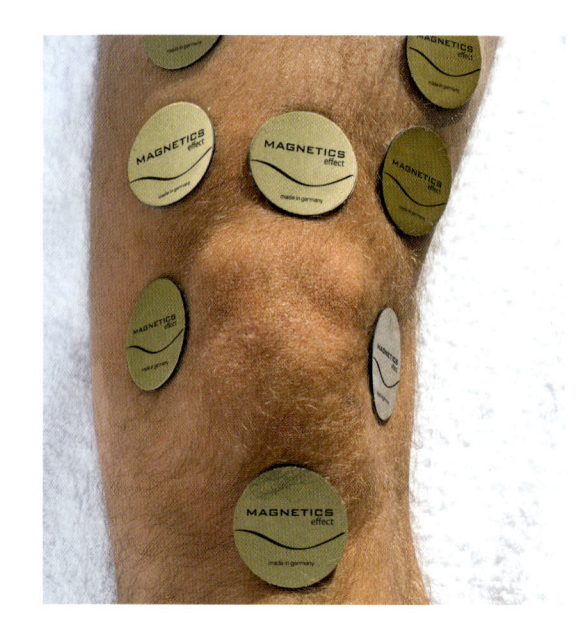

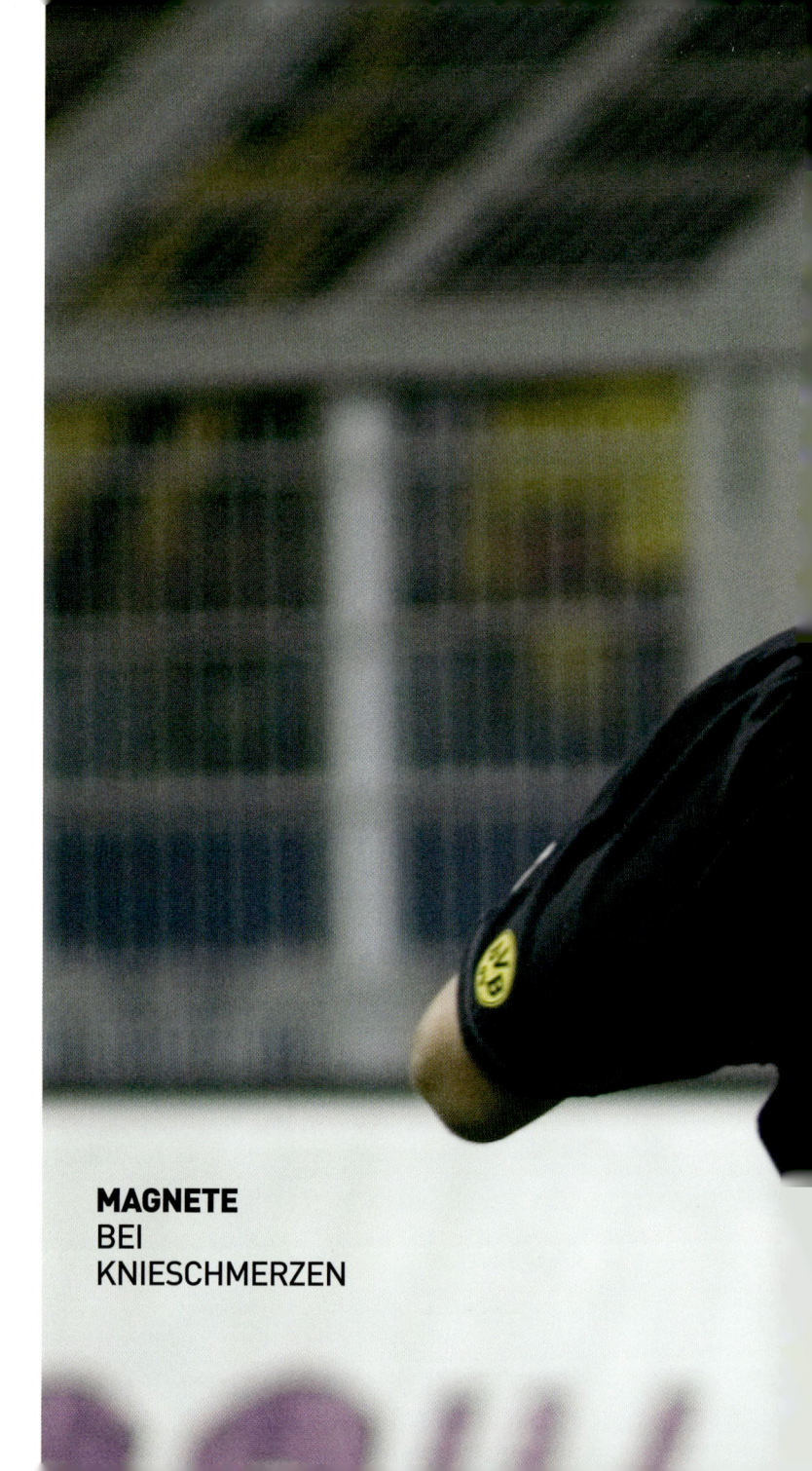

MAGNETE BEI KNIESCHMERZEN

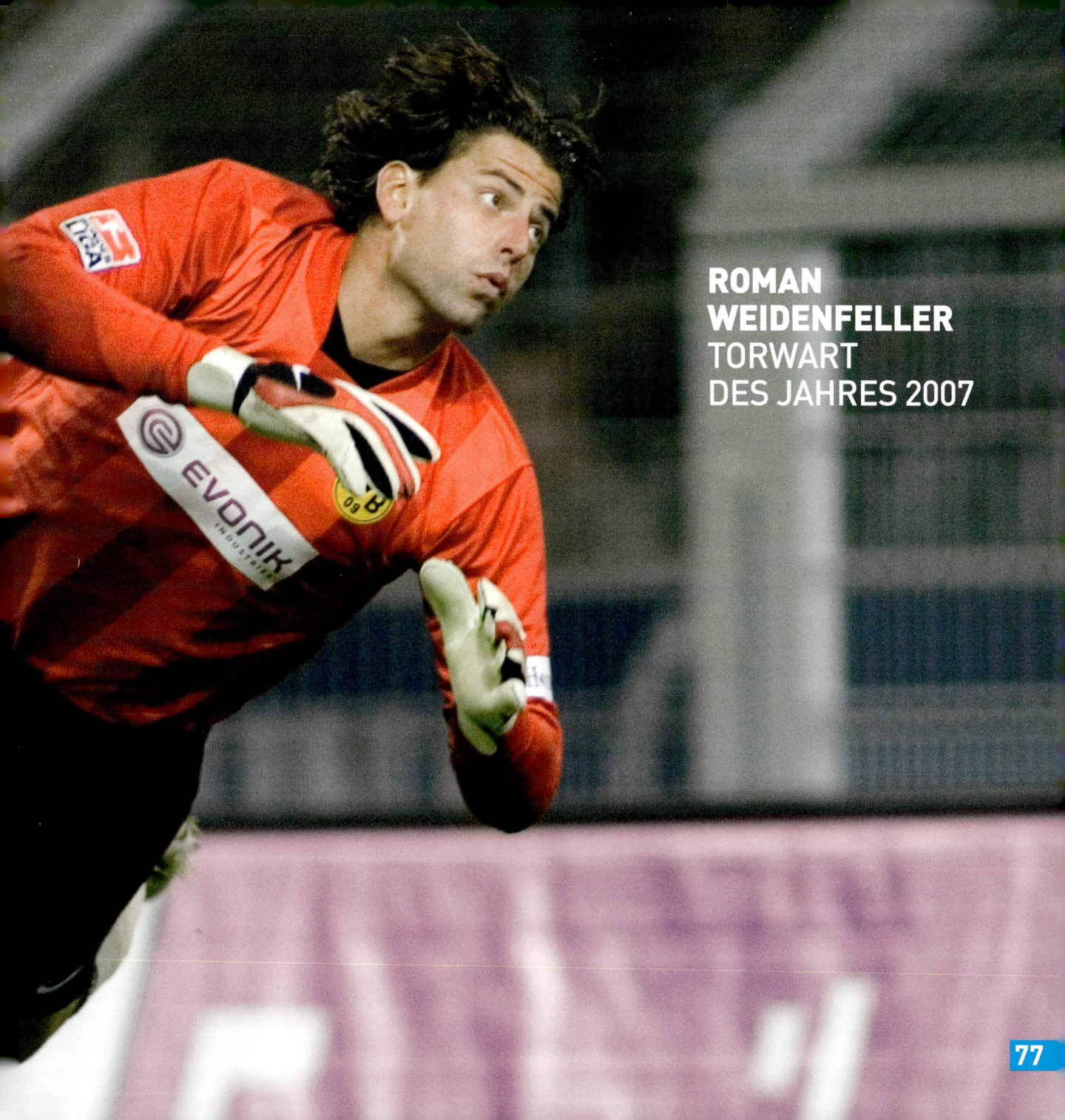

ROMAN WEIDENFELLER
TORWART DES JAHRES 2007

Hüfte

Oft kommen Patienten zu mir, die über Hüftschmerzen klagen. Bei meiner Behandlung stelle ich dann aber meistens fest, dass es sich in 99% der Fälle gar nicht um ein Hüftproblem handelt, sondern um eine Beckenverdrehung und ISG-Blockade mit schmerzhafter Gesäßmuskulatur, vgl. dazu Kapitel »Becken«.

Viele Hüften werden operiert, weil die Patienten dort Schmerzen angeben und im Röntgenbild Abnutzungserscheinungen zu erkennen sind. In Wirklichkeit haben sie aber alle ein ganz anderes Problem, das von der Schulmedizin verkannt wird. Das blockierte Becken und die verspannte Muskulatur sind nämlich der Auslöser für den Schmerz. Diese Patienten haben nach der Hüftoperation natürlich immer noch Schmerzen, da das ursprüngliche Problem immer noch besteht.

> **WICHTIG**
>
> Schlagen Sie die Beine niemals übereinander, sonst droht ISG-Blockade, Subluxation der Hüfte, schlechte Durchblutung in den Beine, Ischias, Skoliose etc.!

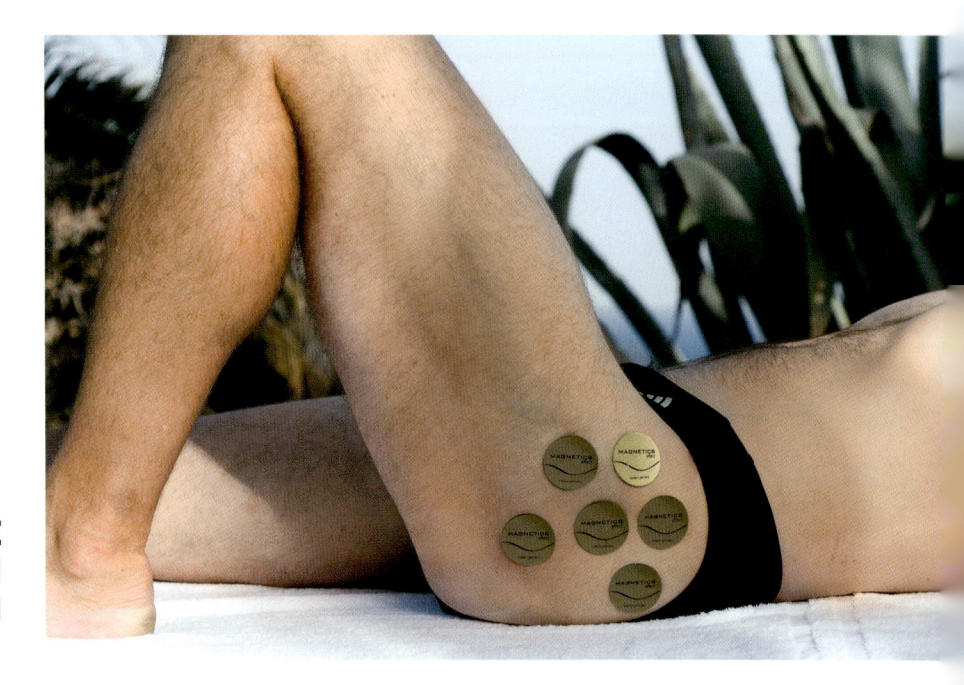

MAGNETE BEI HÜFTSCHMERZEN

BECKEN

Das Becken besteht aus dem Kreuzbein und den 2 Hüftbeinen. Der obere Teil des Hüftbeins wird auch als Beckenschaufel bezeichnet. Das Becken steht im Mittelpunkt der Behandlung und ist die Basis der Wirbelsäule. Hier liegt der Knackpunkt für den Erfolg. Solange das Becken nicht symmetrisch ist, ist die weitere Arbeit an der Wirbelsäule Zeitverschwendung. Aber wenn das Becken wieder im Lot ist, richtet sich oft die gesamte Wirbelsäule fast wie von selbst auf.

Auf Fuerteventura konnte ich oft nur eine Behandlung pro Patient durchführen, weil die Urlauber wieder nach Hause flogen. Ich musste mir deswegen bei jedem Patienten genau überlegen, wo das Hauptproblem liegt, um in der Kürze der Zeit Erfolg zu haben. In den meisten Fällen konzentrierte ich mich auf das Becken. Nach der Behandlung war oftmals eine Beinlängen-Differenz automatisch mit verschwunden. Klar, dass die Beine unterschiedlich lang sind, solange eine Beckenschaufel nach vorne und die andere nach hinten gedreht ist.

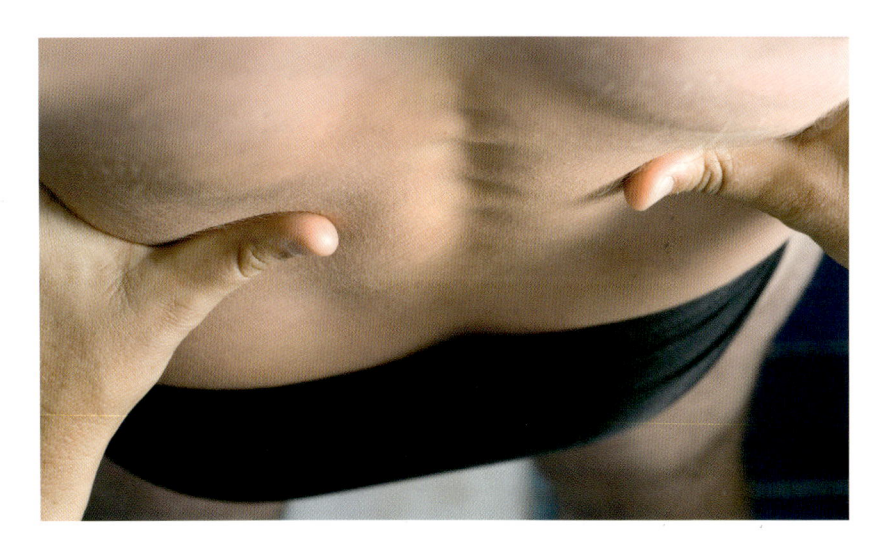

ABTASTEN
DES
BECKENS

Als erstes taste ich immer die Beckenknochen des Patienten ab und erkläre ihm, was ich sehe. Anschließend korrigiere ich die Beckenschaufeln. Ich schaue von oben, auf welcher Seite eine Beckenschaufel nach hinten steht. Diese wird dann nach vorne gedreht, während der Patient mit demselben Bein pendelt. Auf der anderen Seite wird dann meistens genau das Gegenteil gemacht, indem die Beckenschaufel nach hinten gedreht wird.

Die Abbildung zeigt das stabile, höhenverstellbare Wandgerät, das ich zur Durchführung der Statik-Korrektur verwende. Es wird so eingestellt, dass der Patient aufrecht steht, anstatt nach vorne gebeugt zu sein. Der Patient kann sich mit dem Bauch gut gegen das Kissen lehnen, die Schultern zurücknehmen und ins Hohlkreuz gehen, um die Rückenmuskulatur zu entspannen. Nur so kann erfolgreich gearbeitet werden, denn wenn die Muskulatur angespannt ist, lassen sich die Wirbel nicht drehen.

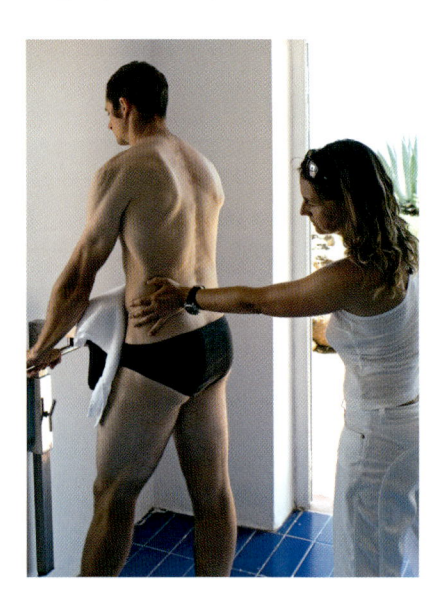

BECKEN NACH VORNE DREHEN

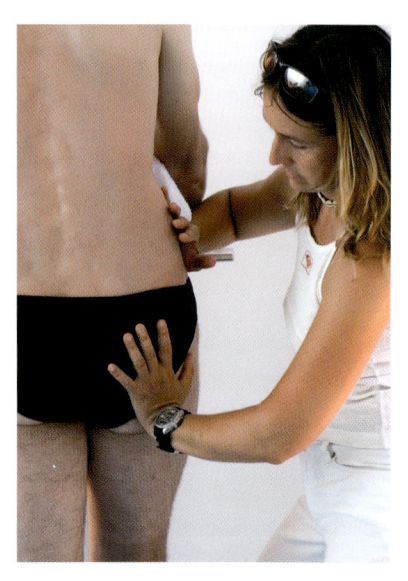

BECKEN NACH HINTEN DREHEN

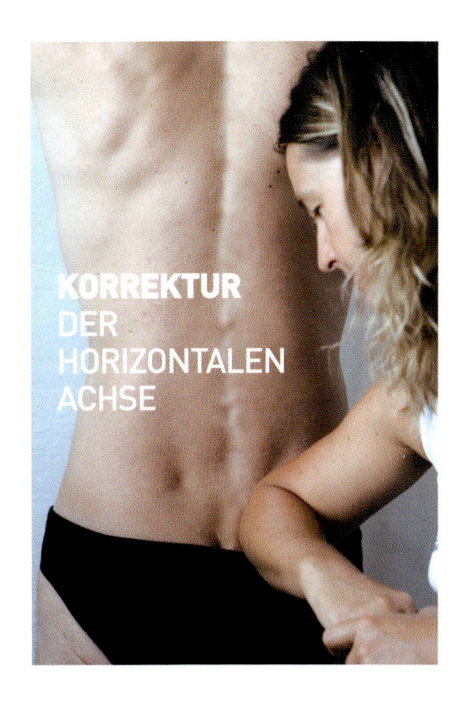

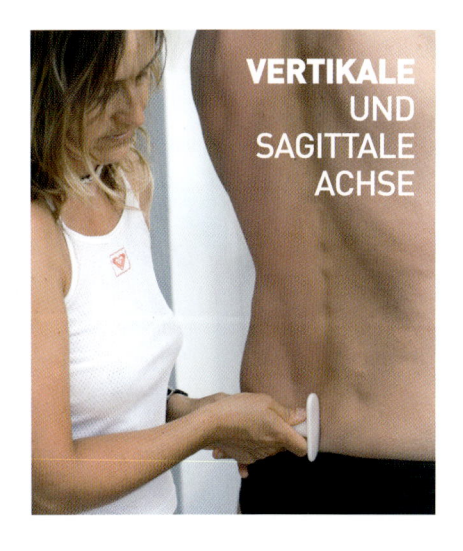

3-dimensionale Korrektur des Kreuzbeins

Das Kreuzbein ist ein keilförmiger Beckenknochen, auf dem die gesamte Wirbelsäule aufbaut. Daraus wird deutlich, wie wichtig eine systematische Korrektur des Kreuzbeins ist, denn alle Fehlstellungen des Kreuzbeins werden direkt auf die Wirbelsäule übertragen.

Durch einen optischen Symmetrie-Check wird das Kreuzbein anhand von 3 Achsen analysiert. Als erstes überprüfe ich die Symmetrie der horizontalen Achse, dann der vertikalen Achse und zuletzt der sagittalen Achse. Zuerst korrigiere ich die horizontale Achse mit Hilfe des Ellbogens, indem ich am tiefsten Punkt des Kreuzbeins durch Druck die Symmetrie wieder herstelle.

Die vertikale Achse und die sagittale Achse lassen sich am besten mit einem Plastikschieber korrigieren, indem ich das Kreuzbein so verschiebe, dass eine optische Symmetrie erzielt wird.

Diese Korrektur funktioniert nur, wenn der Patient mit dem Bein pendelt. Die permanente Mobilisation des Kreuzbeins durch die Beinbewegung ist deshalb die einzige Technik, die eine so ausführliche 3-dimensionale Korrektur des Beckens ermöglicht.

Manche Dorn-Ausbilder unterschätzen die Bedeutung des Kreuzbeins. Aussagen wie: „Das Kreuzbein ist heilig – ja nicht berühren" sind Quatsch. Es gibt immer mehr Therapeuten, die mir zustimmen, weil sie den Erfolg durch die Anwendung dieser systematischen Vorgehensweise selbst erlebt haben. Ich kann nur für alle Therapeuten hoffen, dass sie üben und lernen die Symmetrie richtig zu sehen.

Auch die Profi-Surferin Daida Moreno war nach einer 3-dimensionalen Korrektur des Kreuzbeins wieder schmerzfrei. Trotz sportlicher Dauerbelastung wurde sie wieder Weltmeisterin.

DAIDA MORENO
MEHRFACHE
WELTMEISTERIN
WAVE

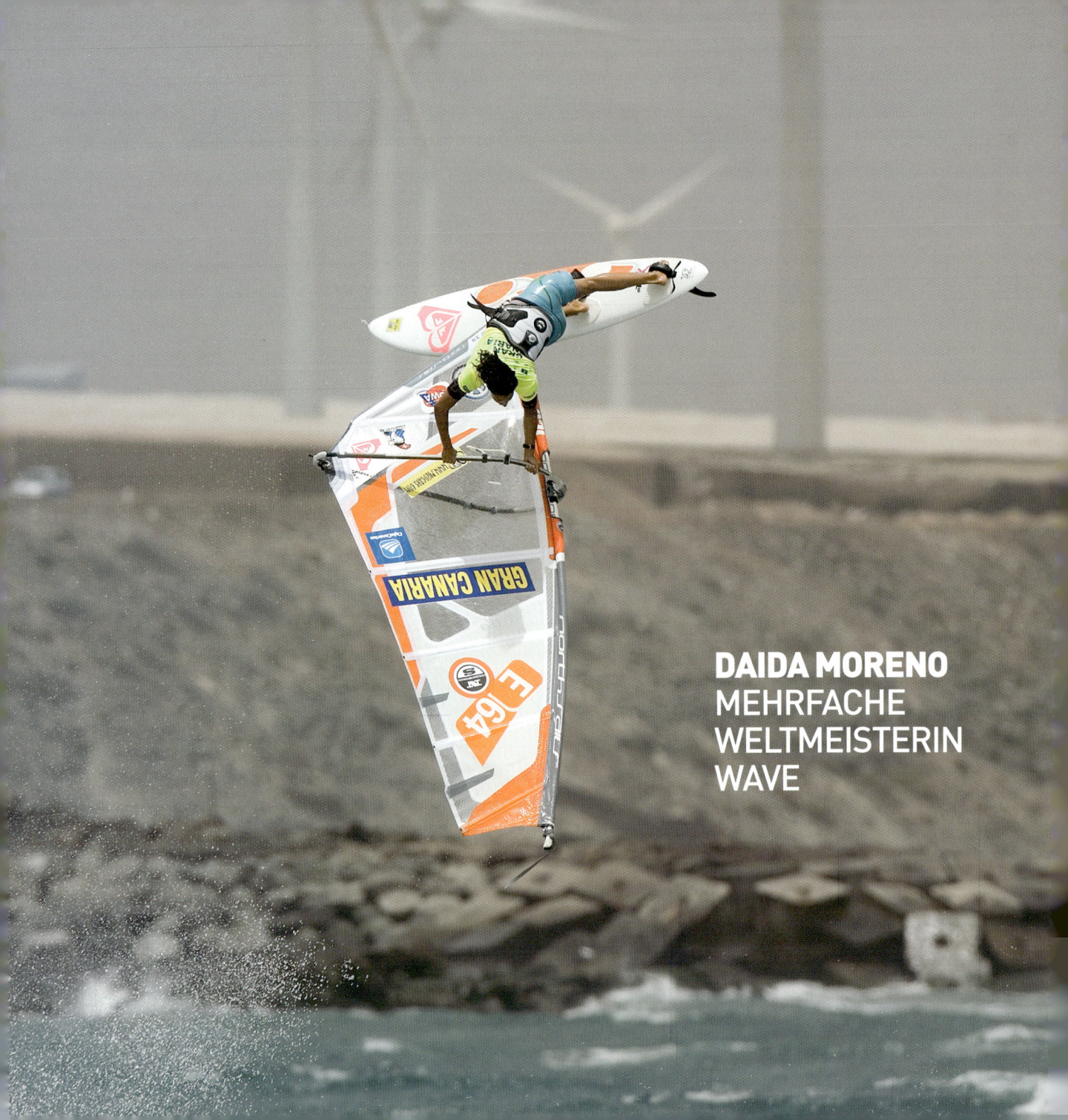

Selbstbehandlung

Ich habe mir 10 Jahre lang gewünscht, mich selbst behandeln zu können. Aber ich habe immer gedacht, dass es unmöglich ist, weil man seine Wirbelsäule ja nicht selbst sehen kann, um die Achsen und die Symmetrie zu analysieren.

Die gute Nachricht ist aber, dass man das Kreuzbein gar nicht sehen muss, um es zu behandeln. Mit Hilfe von Werkzeug, wie dem Holzlöffel, arbeite ich entlang der Crista Mediana und gehe systematisch das ganze Kreuzbein durch. Dabei orientiere ich mich einfach an den Schmerzpunkten, denn darunter sitzen die Blockaden.

Im Video zeige ich ausführlich, wie man an den jeweiligen Knochen arbeiten kann, so dass man sofort mit den Übungen starten kann. Die Arbeit am Kreuzbein, die Deblockierung des ISGs und des 5. Lendenwirbels mit dem Holzlöffel sind der zentrale Schlüssel zum Erfolg!

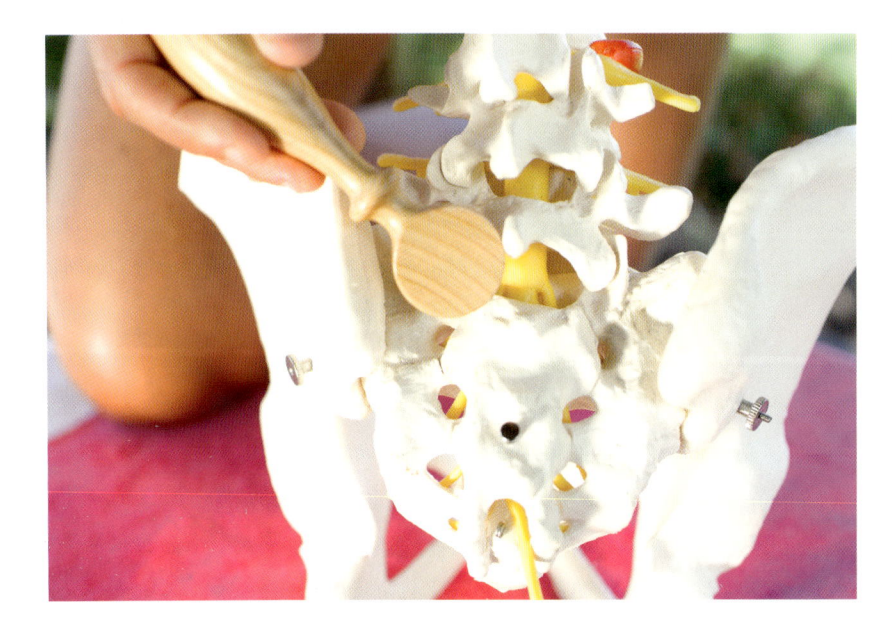

HOLZLÖFFEL SPEZIAL-WERKZEUG

Iliosakralgelenk (ISG) deblockieren

Das ISG ist das wichtigste Gelenk des Menschen, es ist zwischen dem Kreuzbein und den Hüftbeinen. Bei einer ISG-Blockade ist das Gelenk nicht mehr frei beweglich, so wie es sein sollte. Daher spürt der Patient Schmerzen, die in die Wirbelsäule oder in die Beine ausstrahlen und immer falsch diagnostiziert werden.

Die Blockade des Iliosakralgelenks betrifft früher oder später alle, denn es ist die Schwachstelle im menschlichen Skelett. Das Gelenk besteht aus flachen Knochen, die sich überlappen und somit einen grossen Hebel erzeugen können, um den Oberkörper aufzurichten. Am besten man schaut sich das Gelenk einmal am Skelett an, um die Mechanik zu verstehen.

Alle Patienten, die nach vorne gebeugt laufen, haben ein blockiertes ISG, denn allein dieses Gelenk ist für die Aufrichtung des Oberkörpers zuständig, nicht die Muskulatur. Wenn das ISG blockiert ist und seine Funktion nicht wahrnehmen kann, versuchen die Muskeln den Oberkörper aufzurichten. Dabei überlasten sie sehr schnell und der Patient hat extreme Schmerzen. Das typische Bild sind dann Patienten, die sich am Rollator abstützen müssen.

Ich habe die Auswirkungen einer ISG-Blockade nicht aus Büchern gelernt, sondern an mir selbst erleben dürfen, also konnte ich genau analysieren, wie alles zusammenhängt. Beim Aufstehen kann man sich vor Schmerzen nicht gleich ganz aufrichten und beim Laufen muss man sich auf einen Einkaufswagen stützen, um im Supermarkt zu überleben. Aber sobald das ISG frei gemacht wird, funktioniert die gesamte Mechanik wieder und alle Symptome verschwinden, egal in welchem Alter.

TIP

Mit dieser Technik können Sie vielen alten Menschen helfen, geben Sie die Tips weiter!

Spezial-Werkzeug

Zur Behandlung benutzen wir immer Spezial-Werkzeug, denn allein mit den Händen ist es quasi unmöglich Wirbel-Blockaden zu lösen. Aber mit dem Holzlöffel und dem ISG-Holz kann man die Selbstbehandlung gut durchführen. Beide Werkzeuge Können auf der Webseite bestellt werden.

Als erstes fahren wir mit dem Holzlöffel und dosiertem Druck mehrfach von oben nach unten durch das Gelenk, so wie es im Video gezeigt wird. Probieren Sie es einfach aus!

Nachdem so die Spannung weitgehend gelöst wurde, kann man sich zusätzlich auf das ISG-Holz lehnen. Es wird mit der flachen Seite gegen die Wand gedrückt, während man gleichzeitig mit dem Bein pendelt. Dieses Werkzeug ähnelt von der Funktion her einem Stemmeisen, mit dem man versucht, das blockierte Gelenk aufzuhebeln. Optional kann man sich auch auf dem Boden drauflegen und das Bein auf- und abbewegen oder außenrotieren.

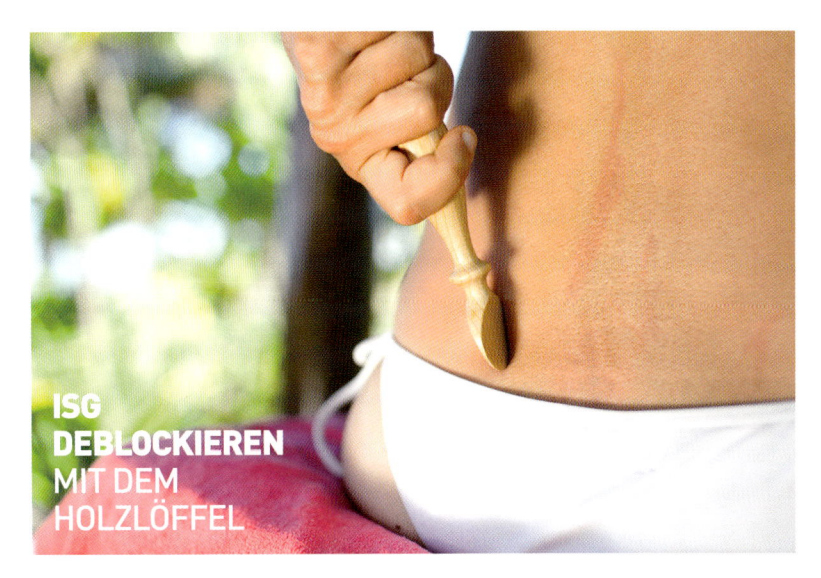

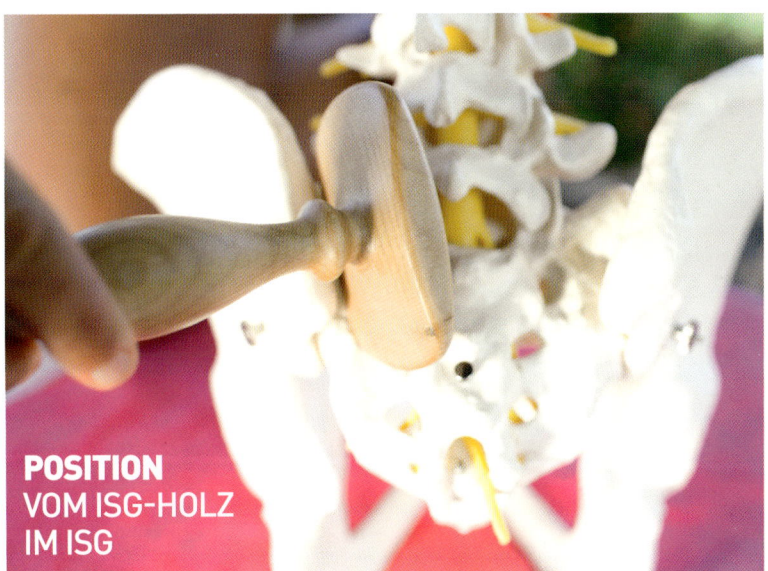

ISG DEBLOCKIEREN MIT DEM HOLZLÖFFEL

POSITION VOM ISG-HOLZ IM ISG

HINWEIS

Der genaue Ablauf der Übungen ist im Video sehr gut zu sehen. Also, einfach anschauen und nachmachen!

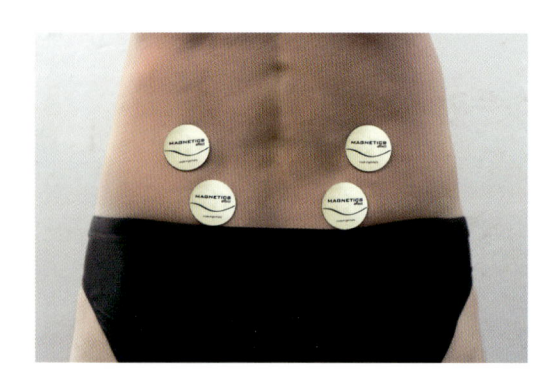

MAGNETE AUF DEM ISG

Bei allen Übungen suche ich immer nach Spannungspunkten in der Muskulatur und im Gewebe und löse Verklebungen der Tiefenmuskulatur während die Knochen in Bewegung sind. Die Behandlung sollte so lange angewendet werden bis die Schmerzen nachlassen. Besonders an den Schmerzstellen muss man länger gegenhalten. Arbeiten Sie immer mit dem Druck, den Sie gerade noch ertragen können. Das ist nicht angenehm, bringt aber den gewünschten Erfolg, nach dem Motto „Böses mit Bösem vertreiben". Der Patient merkt innerhalb von Minuten wie seine Schmerzen nachlassen und die Beweglichkeit deutlich verbessert wird.

Mit Hilfe der Magnetfeld-Therapie wird das ISG nachbehandelt und somit wieder beweglich. Die Magnetpflaster werden direkt auf das Gelenk geklebt. Zusätzlich können alle Punkte beklebt werden, die in der Behandlung als schmerzhaft lokalisiert wurden.

Wie in der Einleitung beschrieben, war ich ziemlich verzweifelt, denn nach jeder Behandlung hatte ich immer wieder Hoffnung und dann doch wiederkehrende Beschwerden, die immer massiver wurden. Die Probleme meiner ISG-Blockade zogen sich weiter in die Beine und hinauf in die Wirbelsäule. In den Beinen spürte ich einen Ischiasschmerz und ich hatte schwere Beine. Dasselbe am Rücken, immer wieder Schmerzen und Verspannungen. Ich musste mich permanent selbst behandeln mit Massagen und Magnetpflastern, um überhaupt arbeiten und Sport machen zu können. Aber ich war mir sicher, es gibt eine Lösung. Deshalb habe ich sie gesucht und gefunden!

Bei jedem Patient sollte immer eine Beckenkorrektur und eine Deblockierung des ISGs, wie sie hier beschrieben wird, durchgeführt werden, ganz egal mit welchen Beschwerden er in die Behandlung kommt. Bei dem Worldcup-Surfer John Skye habe ich zum Beispiel eine ISG-Blockade gefunden, obwohl ich ihn eigentlich wegen Knieschmerzen behandeln sollte. Die ISG-Blockade wirkt sich natürlich früher oder später auch auf die Beine aus, wodurch unter anderem Knieschmerzen hervorgerufen werden.

JOHN SKYE
MEHRFACHER
ENGLISCHER
MEISTER
WAVE

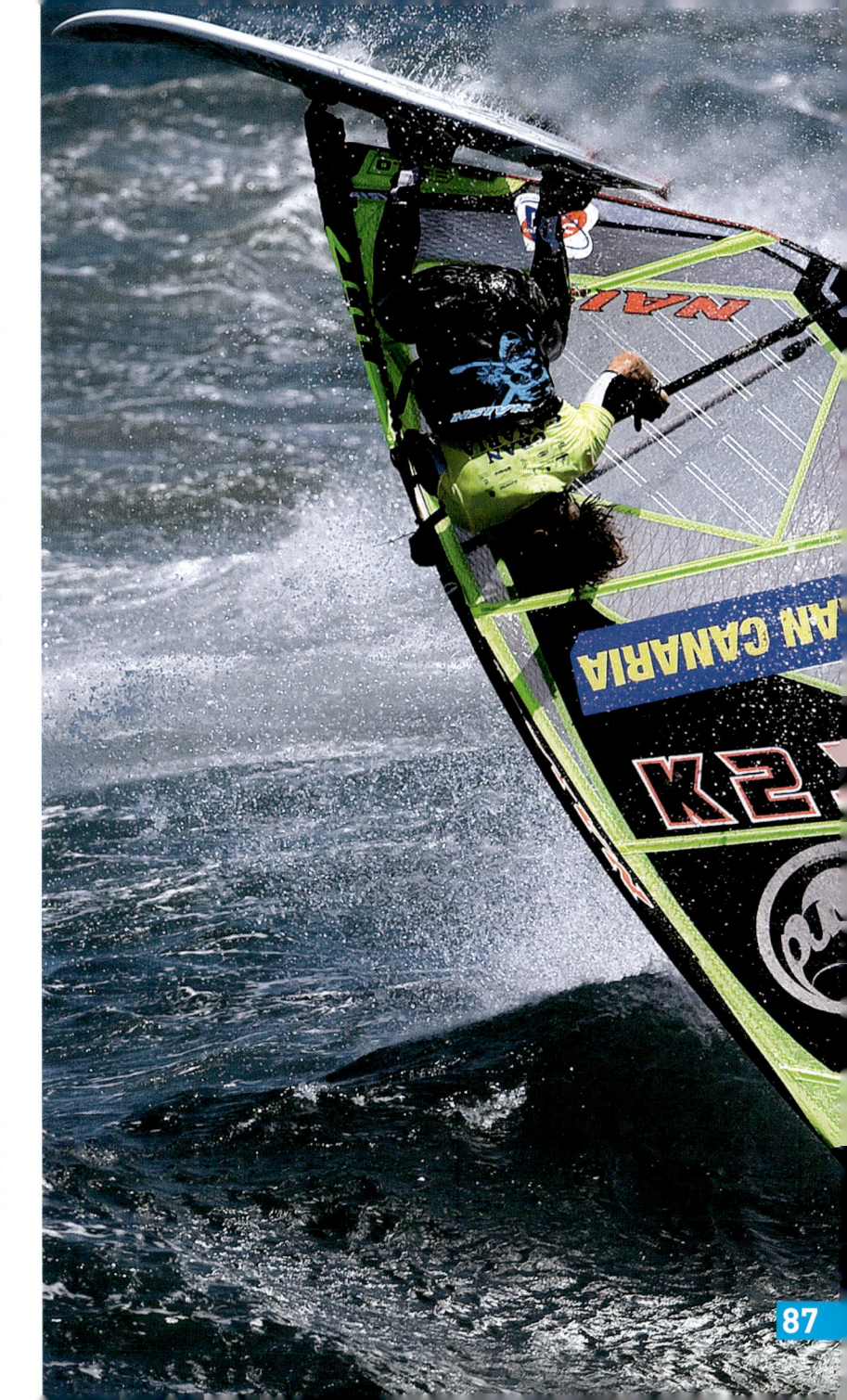

Viele Techniken verfehlen ihr Ziel

Auf dem Weg zu meiner Lösung habe ich viele Seminare besucht, aber leider war ich immer sehr enttäuscht. So wie es auch viele Patienten jeden Tag erleben, bei denen das ISG nicht gelöst wird. Viele Techniken versuchen sich am Becken und am ISG. Nach meiner eigenen Erfahrung und der meiner Patienten jedoch leider ohne Erfolg...

Bei einem 5-tägigen Seminar in der Schweiz hoffte ich damals meine ISG-Blockade zu lösen. Die Technik war viel komplizierter als die Dorn-Methode, deshalb war ich voller Hoffnung. Aber ganz im Gegenteil - nach dem Kurs hatte ich so starke Ischiasschmerzen, dass ich kaum mehr laufen bzw. Auto fahren konnte. Nach längerem Sitzen hatte ich plötzlich extreme Beschwerden beim Aufstehen. Meine Probleme hatten sich verschlimmert! Die Ausbilder haben sich wirklich sehr bemüht, sie konnten das ISG aber nicht frei machen. Sie fanden einige Meridianblockaden, was kein Wunder war. Die monatelange ISG-Blockade wirkt sich schließlich auf den ganze Körper aus, was sich natürlich auch an den Meridianen zeigt.

Ich habe auch ein Seminar besucht, bei dem das Kreuzbein in Bewegung mit Hilfe von nahezu chiropraktischen Griffen korrigiert wurde. Danach habe ich mich auch vom Seminarleiter an 2 weiteren Terminen mit dieser Methode behandeln lassen. Ich habe auch diese Praxis mit noch größeren Problemen verlassen.

Ich sehe oft Therapeuten, die einfach nur das abspulen, was sie in der Ausbildung gelernt haben, ohne dies zu hinterfragen. Deshalb wünsche ich allen Therapeuten eigene Probleme, denn nur dann können sie wirklich beurteilen, wie gut sie ihren Job machen. Wer noch nie eine ISG-Blockade hatte, der kann gar nicht mitreden. Das ist sicherlich keine Bösartigkeit meinerseits, ich bin nur fest davon überzeugt, dass wir uns nur durch Lösen von echten Problemen weiterentwickeln können. Ich jedenfalls bedanke mich für diese Erfahrung, denn sonst hätte ich die ganze Mechanik der Wirbelsäule nie verstanden.

Bei den Fortbildungen habe ich gesehen, dass viele Therapeuten selbst Schmerzen haben. Es geht auch anders! In meinen Seminaren lernen die Therapeuten zuerst sich selbst zu behandeln, denn nur dann verstehen sie die Wirbelsäule. Alle gehen mit einer verbesserten Statik nach Hause, vor allem aber mit dem Wissen, wie sie ihren Patienten bei einer ISG-Blockade helfen und das Wissen zur Selbstbehandlung vermitteln können.

Ischias

Der Ischias ist der größte Nervenstrang des Menschen. Er verläuft von der Lendenwirbelsäule durch das Becken in die Beine. Die Ursache für Ischiasschmerzen ist eine Beckenverdrehung mit ISG-Blockade. Das Becken wird in einem solchen Fall, wie im vorherigen Kapitel beschrieben, korrigiert. Durch die Beckenverdrehung verspannt sich langfristig die Beckenmuskulatur derart, dass sie den darunter verlaufenden Ischiasnerv abklemmt. Deshalb muss diese Muskulatur zusätzlich behandelt werden. Wir lockern die tiefe Gesäßmuskulatur mit dem Relaxer. Die Behandlung ist sehr schmerzhaft, vor allem bei extremen Fällen. Aber nach der Behandlung ist der Schmerz, den die Massage verursacht, sofort weg und der Patient kann augenblicklich besser laufen. An den folgenden Tagen ist oft mit Korrekturschmerzen, blauen Flecken, Muskelkater etc. zu rechnen. Das nehmen aber alle Patienten gerne in Kauf, denn die meisten leiden seit Jahren an ihren chronischen Schmerzen und wollen das Problem endlich lösen. Die Nachbehandlung erfolgt wie immer durch Aufkleben der Magnetpflaster auf die maximalen Schmerzpunkte.

MAGNETE AUF DER SCHMERZHAFTEN GESÄSSMUSKULATUR

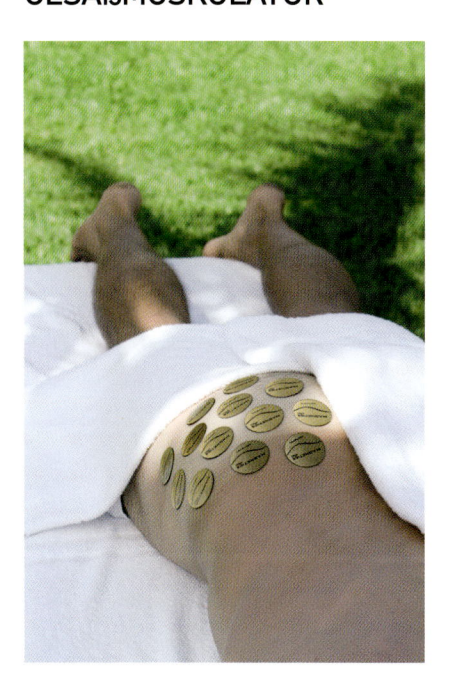

PRAXIS

Meine Oma ist an Ischias gestorben. Diese Formulierung klingt ein bisschen provokativ, aber im Endeffekt war es so. Sie war ihr ganzes Leben lang extremen körperlichen Belastungen ausgesetzt, erst durch den Krieg und die Flucht und dann durch die viele Gartenarbeit. Schon als ich noch sehr klein war, erinnere ich mich, dass sie fast täglich Ischiasschmerzen hatte. Trotz ihrer Schmerzen verrichtete sie landwirtschaftliche Tätigkeiten, um die Familie zu ernähren. So ging das ca. 20 Jahre bis zu ihrem Tod. Das ganze Drama endete in einer unheilbaren Nervenkrankheit. Zuerst stürzte sie plötzlich beim Laufen. Durch die permanente Schädigung des Ischiasnervs war klar, dass früher oder später die Motorik der Beine gestört sein würde. Die Beine wurden immer unkoordinierter und schwächer, bis sie im Rollstuhl saß. Dann waren die Arme gelähmt, zuletzt konnte sie nicht einmal mehr sprechen.

Für mich ist der Krankheitsverlauf heute ganz klar: Die Nerven werden durch Wirbel-Fehlstellungen Schritt für Schritt zerstört, abgeklemmt und zerquetscht. Das bedeutet in der Konsequenz einen Zerfall des ganzen Körpers.

HINWEIS

Man sollte die Körperstatik nicht auf die leichte Schulter nehmen. An dem Praxisbeispiel kann man die tragische Entwicklung einer Beckenfehlstellung und die Auswirkung auf den ganzen Körper sehen.

Eine Becken-Behandlung dauert bei mir heute ca. 1 Stunde. Hätte ich meiner Oma bloß damals schon helfen können... Sie war der beste Mensch, den ich auf dieser Welt getroffen habe. Leider konnte ich ihr damals noch nicht helfen. Aber zumindest den vielen Patienten, die alle das gleiche Problem haben, können wir jetzt die richtige Technik zeigen.

Auch bei der mehrfachen Weltmeisterin Karin Jaggi habe ich die gesamte Wirbelsäule deblockiert. Sie konnte ihre Leistung nach der Behandlung deutlich steigern und wurde wieder Slalom- und Speed-Weltmeisterin.

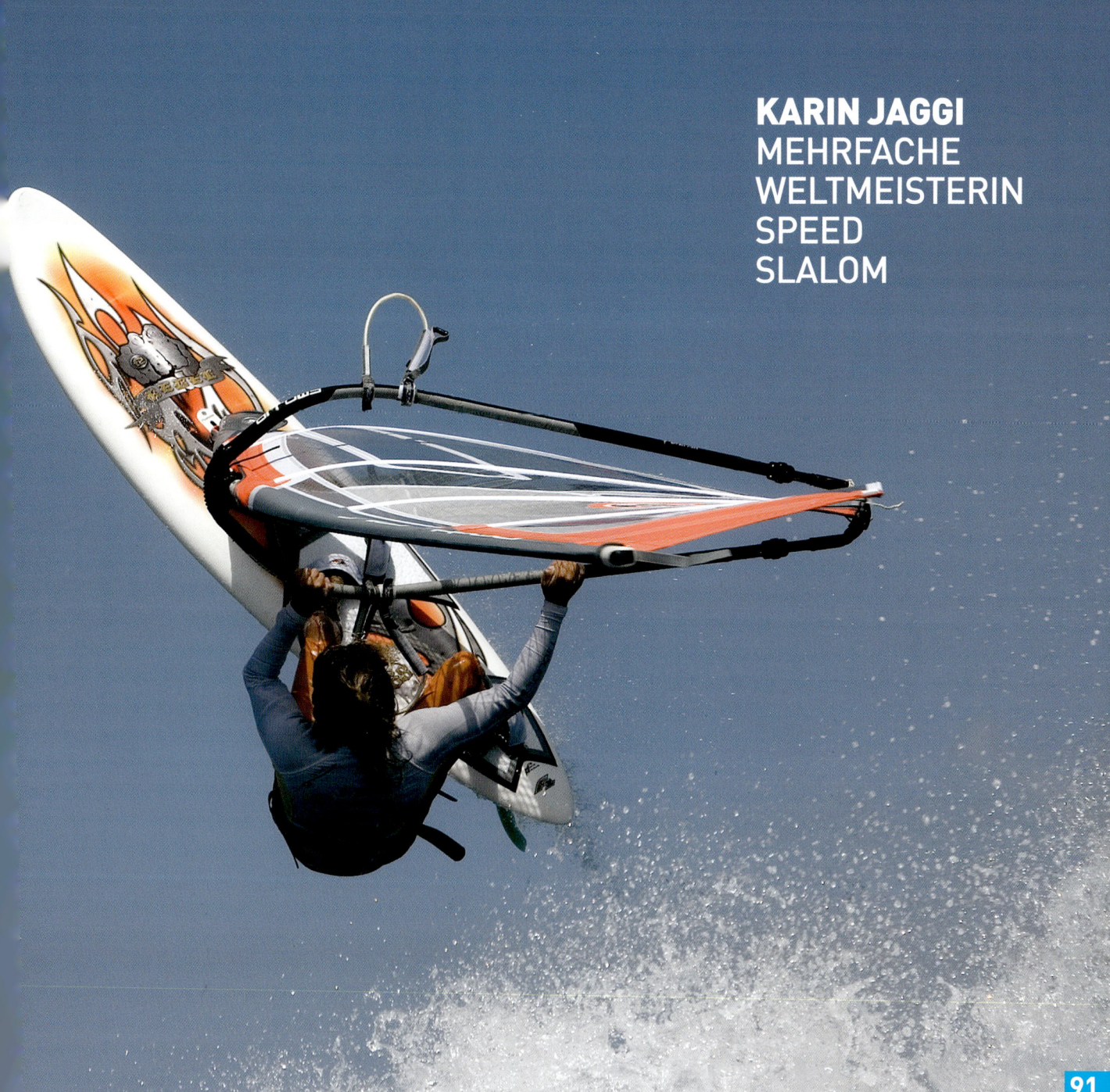

KARIN JAGGI
MEHRFACHE
WELTMEISTERIN
SPEED
SLALOM

MÖGLICHE BEHANDLUNGSPUNKTE
AUF DER WIRBELSÄULE

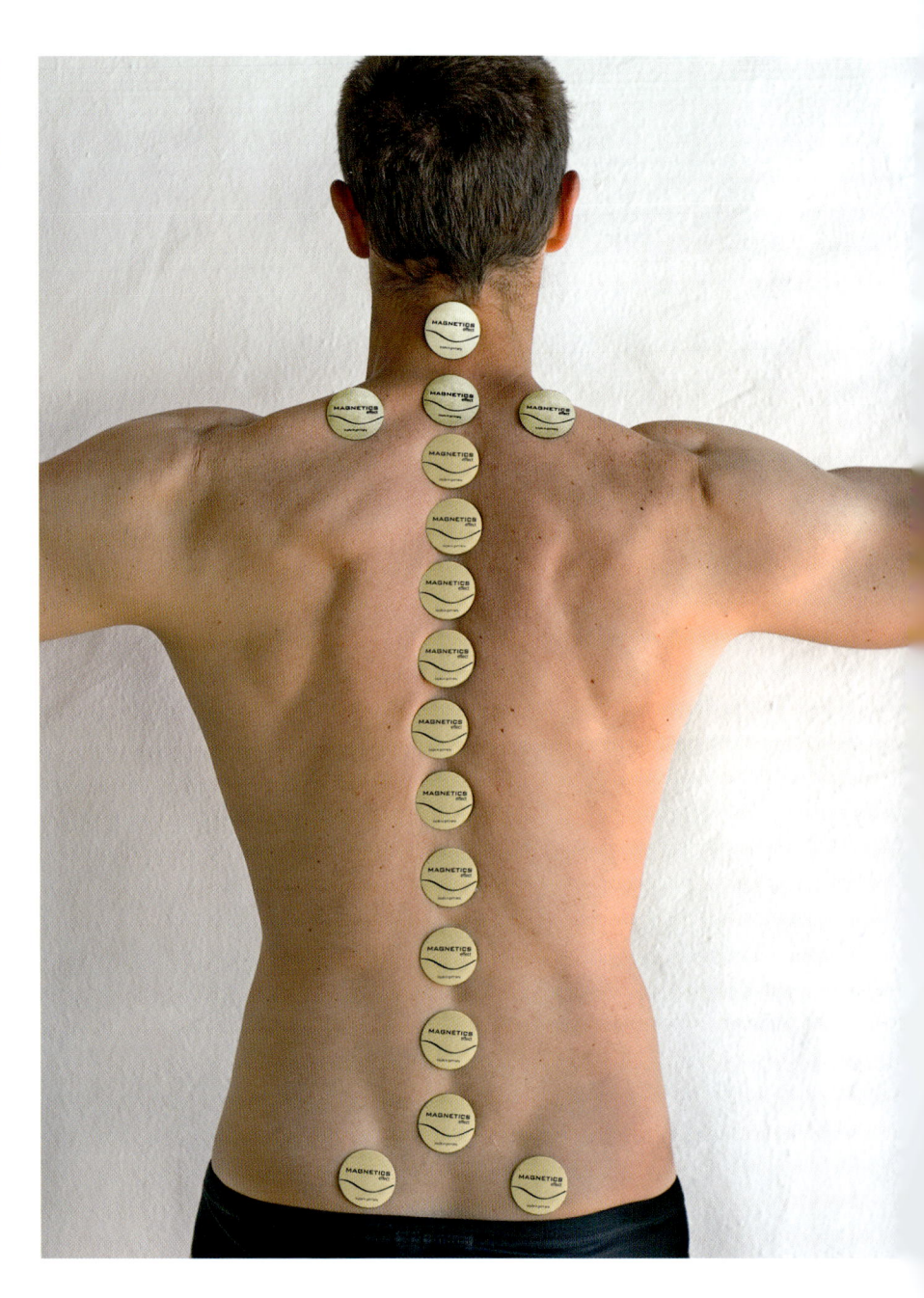

■ WIRBELSÄULE

Die Wirbelsäule besteht aus 5 Lendenwirbeln, 12 Brustwirbeln und 7 Halswirbeln, die durch Gelenke miteinander verbunden sind. Durch die hier beschriebene Wirbelsäulen-Therapie wird sichergestellt, dass die Gelenke wieder beweglich werden. Die Wirbelsäule wird von unten nach oben systematisch behandelt. Dabei werden sämtliche Blockaden Wirbel für Wirbel gelöst. Auf starke Blockaden werden zusätzlich Magnetpflaster aufgeklebt.

Lendenwirbelsäule (LWS)

Bei Beckenblockaden finden wir in der Praxis immer auch den 5. Lendenwirbel (im folgenden L5) verdreht. Das ist auch der Grund, weshalb die meisten Bandscheibenvorfälle im Bereich zwischen Kreuzbein und L5 oder zwischen L4 und L5 zu finden sind. Dieser Bereich muss besonders intensiv behandelt werden.

Blockaden im Becken und der unteren Lendenwirbelsäule können sehr hartnäckig sein. Vor allem der 5. Lendenwirbel verkeilt sich im Becken, da die Querfortsätze vom L5 mit den Beckenknochen überlappen. Ich zeige im Video einige spezielle Übungen, wie man den L5 mit dem Holzlöffel heraushebeln kann. Wenn man diese Übungen nicht kennt, ist es fast unmöglich den L5 zu „befreien". Versuchen Sie den Löffel in verschiedenen Winkeln von oben oder von unten am L5 anzusetzen, denn man kann nie wissen, wie sich der Wirbel verkeilt hat. Nur durch Ausprobieren der verschiedenen Übungen kann man versuchen, die Blockade zu lösen. Wenn man es richtig macht, hört man innerlich oft ein deutliches Knacken, wenn der Wirbel frei wird. Wird der L5 nicht gelöst, kommt es zu sämtlichen Symptomen in den Beinen, wie schmerzhafte, geschwollene oder schwere Beine, Krampfadern, Fersensporn, Hallux, Taubheitsgefühl bis hin zu Lähmung, etc. Außerdem ist die Beweglichkeit der gesamten Wirbelsäule deutlich eingeschränkt. Man kann sich beispielsweise nicht gut nach unten bücken oder seitlich drehen. Sobald der L5 reponiert wird, verschwinden alle Symptome Schritt für Schritt. Es kann gut sein, dass man jetzt plötzlich Schmerzen oder Muskelkater an anderen Stellen bemerkt. Das ist ein gutes Zeichen, denn die Muskulatur, die oft jahrelang falsch belastet war, muss sich erst wieder umstellen.

HEBELN AM L5 VON UNTEN

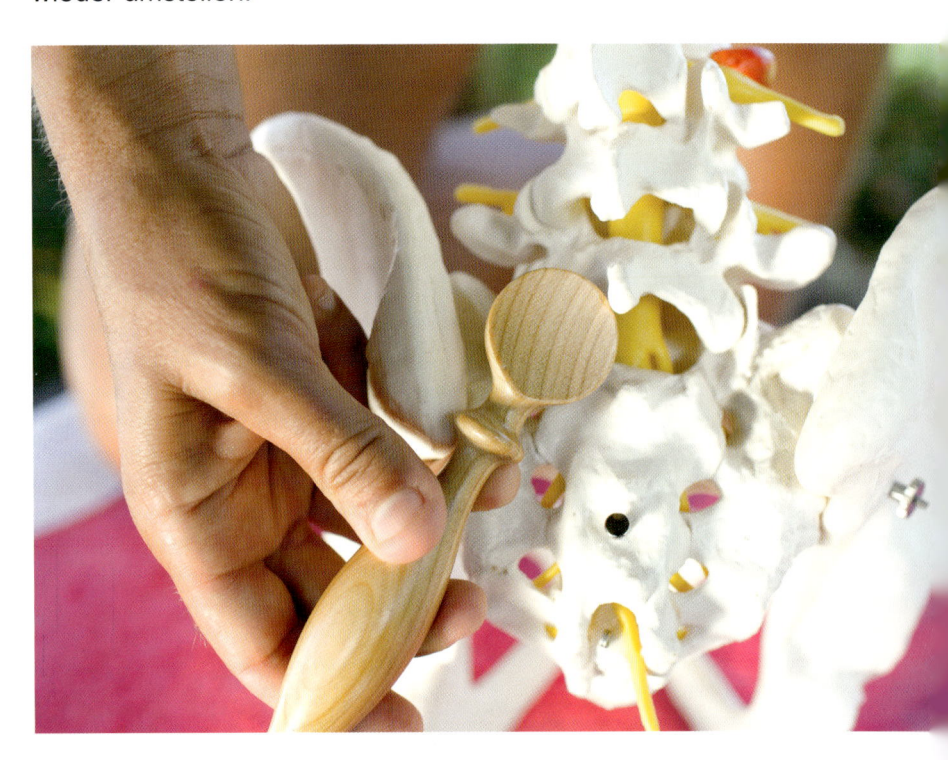

Die Muskulatur ist im Bereich der LWS durch jahrelange Fehlstellungen extrem verkürzt und schmerzempfindlich. Es kann durch eine falsche Bewegung jederzeit zum Hexenschuss kommen. Warten Sie nicht darauf!

Manche Ärzte sagen den Patienten, sie sollen sich wärmer anziehen. Dadurch wird jedoch lediglich ein auslösender Faktor ausgeschaltet, aber sicher keine Ursachen beseitigt.

Bevor die Lendenwirbel nicht korrigiert sind, macht es einfach wenig Sinn die Wirbelsäule weiter oberhalb zu behandeln. Der untere Rücken ist der Knackpunkt. Lösen sie ein Problem nach dem anderen!

Durch Aufkleben der Magnete wird die Muskulatur gelockert, was die Arbeit mit dem Holzlöffel an den folgenden Tagen erleichtert. Für das Becken und den unteren Rücken gibt es eine spezielle Rücken-Bandage. Der Preis liegt bei 99,- Euro. In der Bandage ist eine flächendeckende Magnetplatte eingearbeitet, so dass ein großer Bereich der LWS abgedeckt werden kann. Der Vorteil hierbei ist, dass der Patient keine Klebe-Pads braucht. Beim Sport ist die Bandage jedoch nicht so praktisch wie die aufklebbaren Magnete, da sie verrutschen kann. Aber beim Autofahren ist die Bandage eine bequeme Lösung.

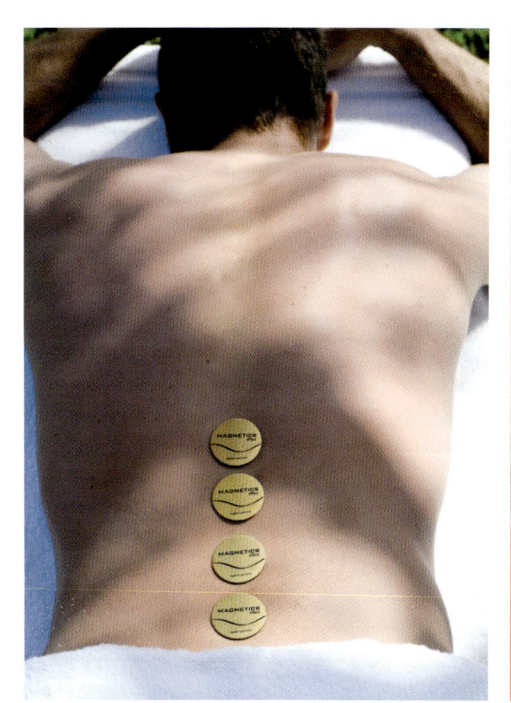

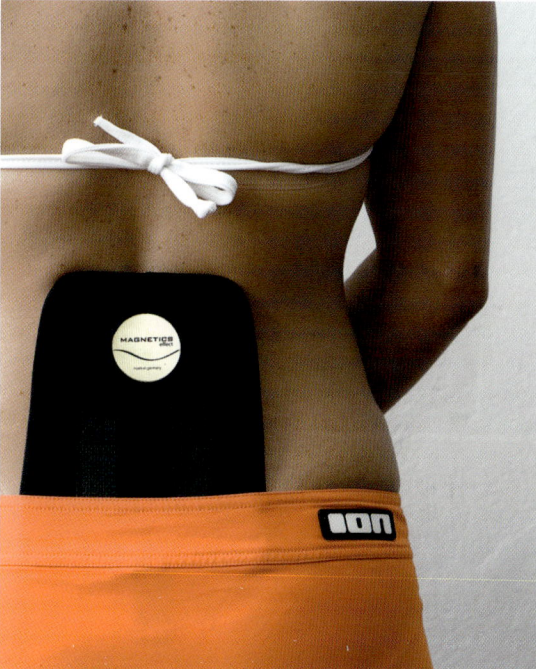

MAGNETE BEI BLOCKADEN DER LWS

RÜCKEN-BANDAGE FÜR KREUZBEIN UND LWS

Brustwirbelsäule (BWS) und Rippen

Die Brustwirbelsäule besteht aus 12 Brustwirbeln, die durch Gelenke mit den Rippen verbunden sind. Erst wenn die LWS gerichtet ist, kommen wir zur Korrektur der Brustwirbelsäule und der Rippengelenke. Bei Blockaden in tieferen Segmenten der Wirbelsäule lassen sich die Brustwirbel nicht so einfach korrigieren und verschieben sich auch schnell wieder. Deshalb gehen wir systematisch von unten nach oben vor.

Wer Probleme hat sich mit dem Holzlöffel so zu behandeln, sollte seine Technik zuerst am Becken und an der unteren Wirbelsäule perfektionieren. Außerdem kann man sich auch gegen einen festen, punktuellen Gegenstand lehnen, wie einen festen Türgriff o.ä. Eine Wandkante bringt allerdings nichts, denn man muss in die Tiefe kommen und zwischen den Wirbeln ansetzen.

Wer sehr unbeweglich ist, sollte auch seine Arme und Schultern behandeln, um dann automatisch besser an der Wirbelsäule arbeiten zu können.

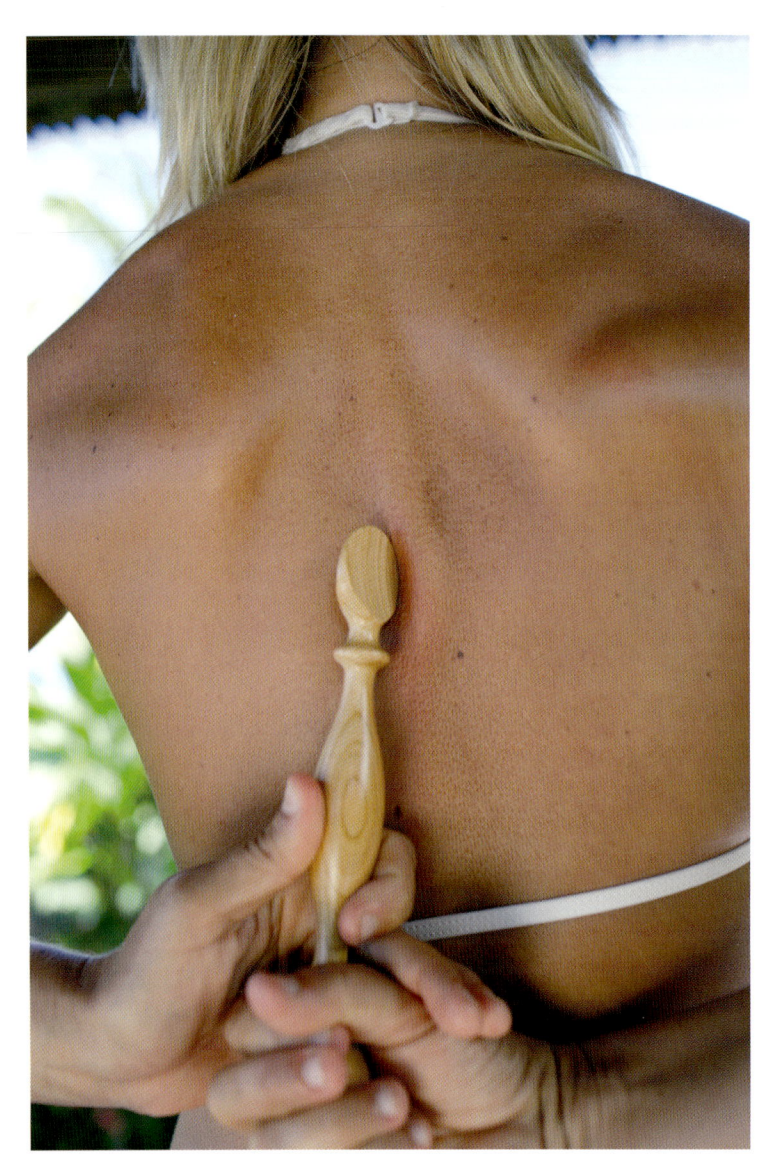

DEBLOCKIEREN DER BWS MIT DEM HOLZLÖFFEL

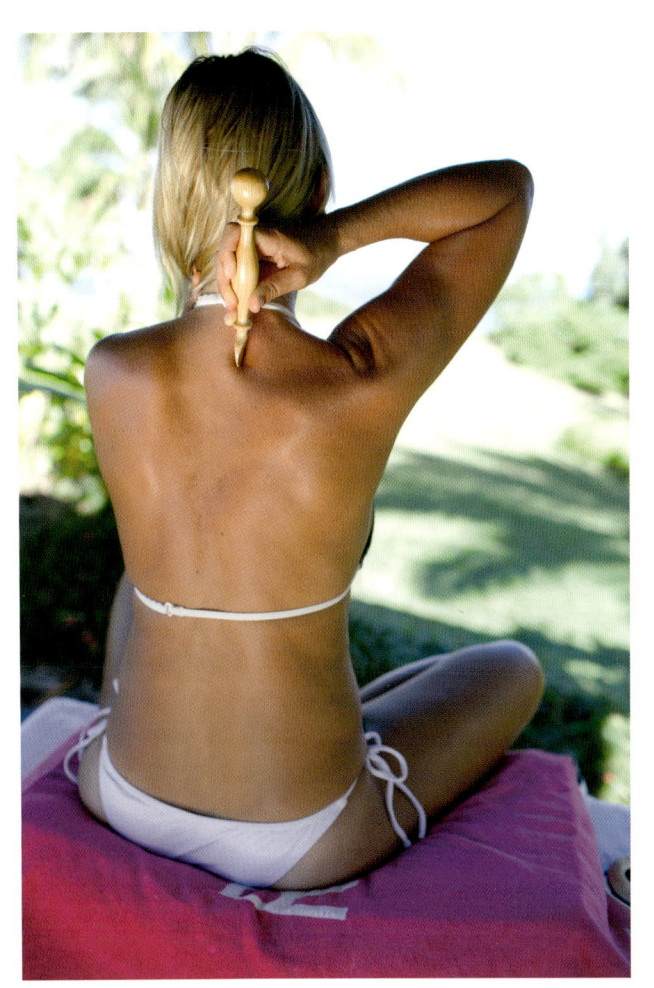

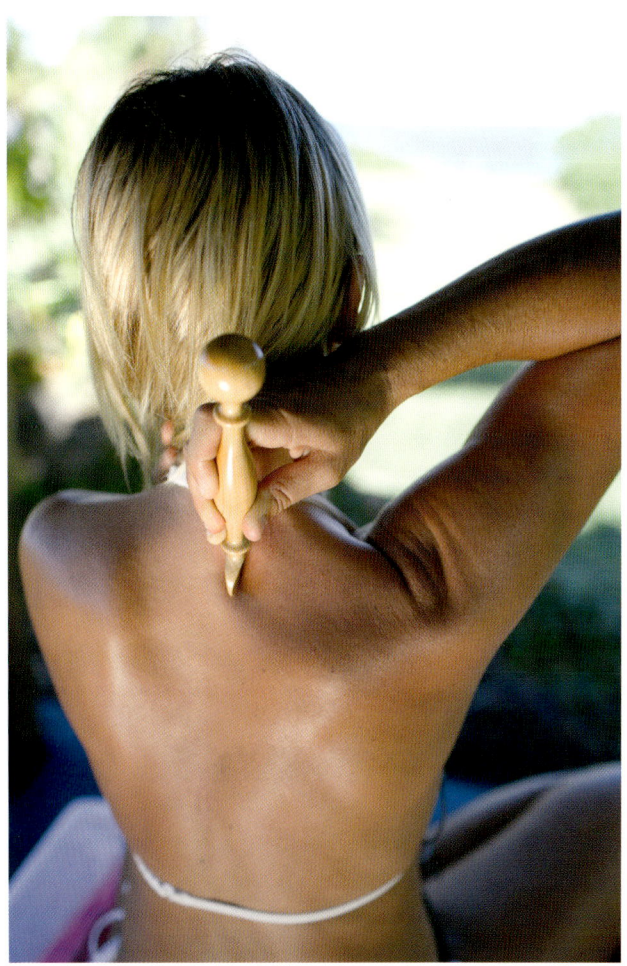

DEBLOCKIEREN
DER OBEREN BWS
MIT DEM
HOLZLÖFFEL

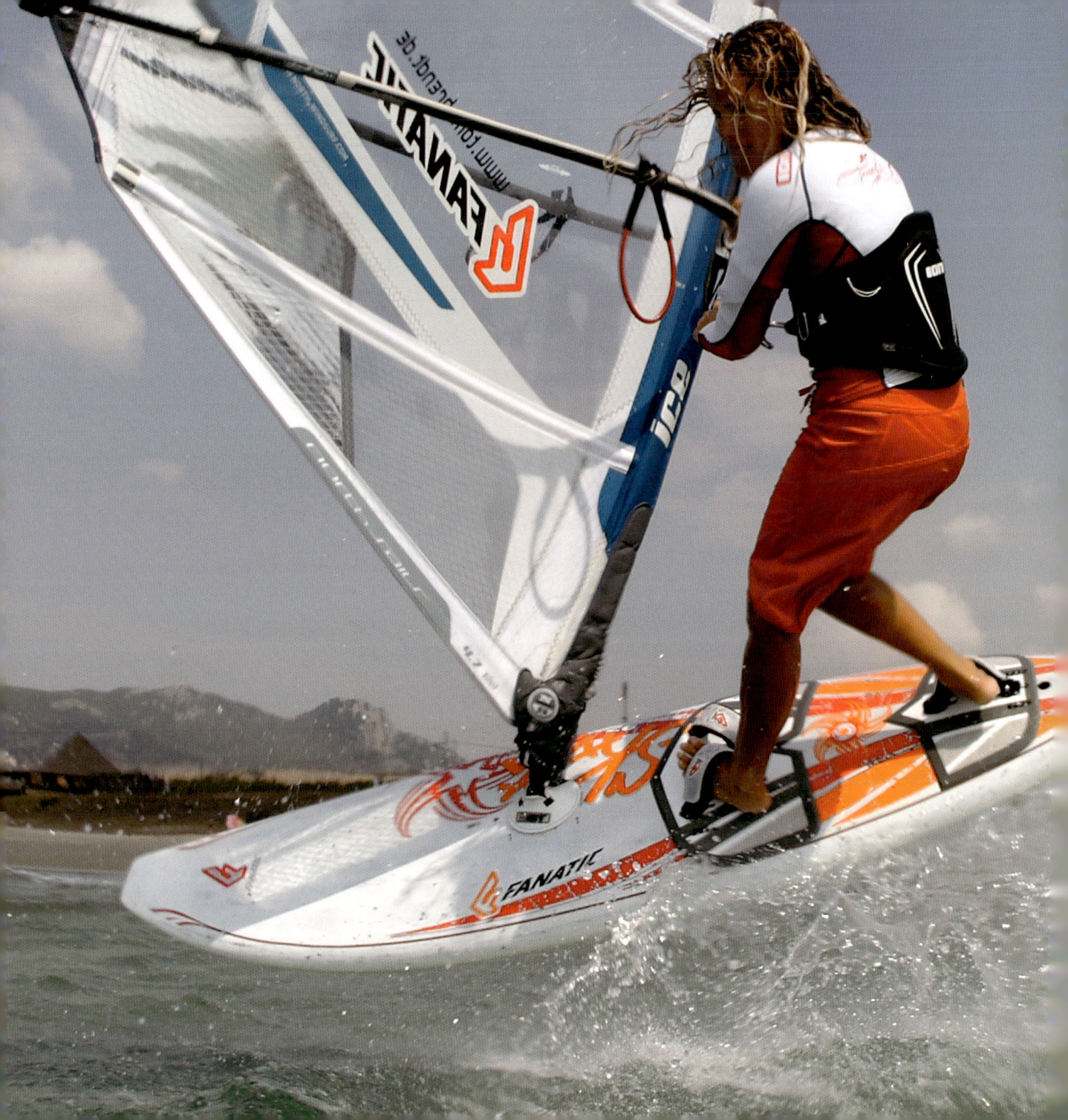

Bei der Worldcup-Surferin Yoli de Brendt habe ich nach einer Beckenkorrektur zusätzlich die blockierten Brustwirbel korrigiert. Dort hatte sie immer wieder Schmerzen und die Beweglichkeit war extrem eingeschränkt. Das war ein deutlicher Nachteil im Wettkampf. Nach der Behandlung erzielte sie immer bessere Ergebnisse im Worldcup. Ich bin sicher, dass viele Sportler ihr Potential bei weitem nicht ausschöpfen, weil sie die Statik-Korrektur und die Magnetfeld-Therapie nicht kennen.

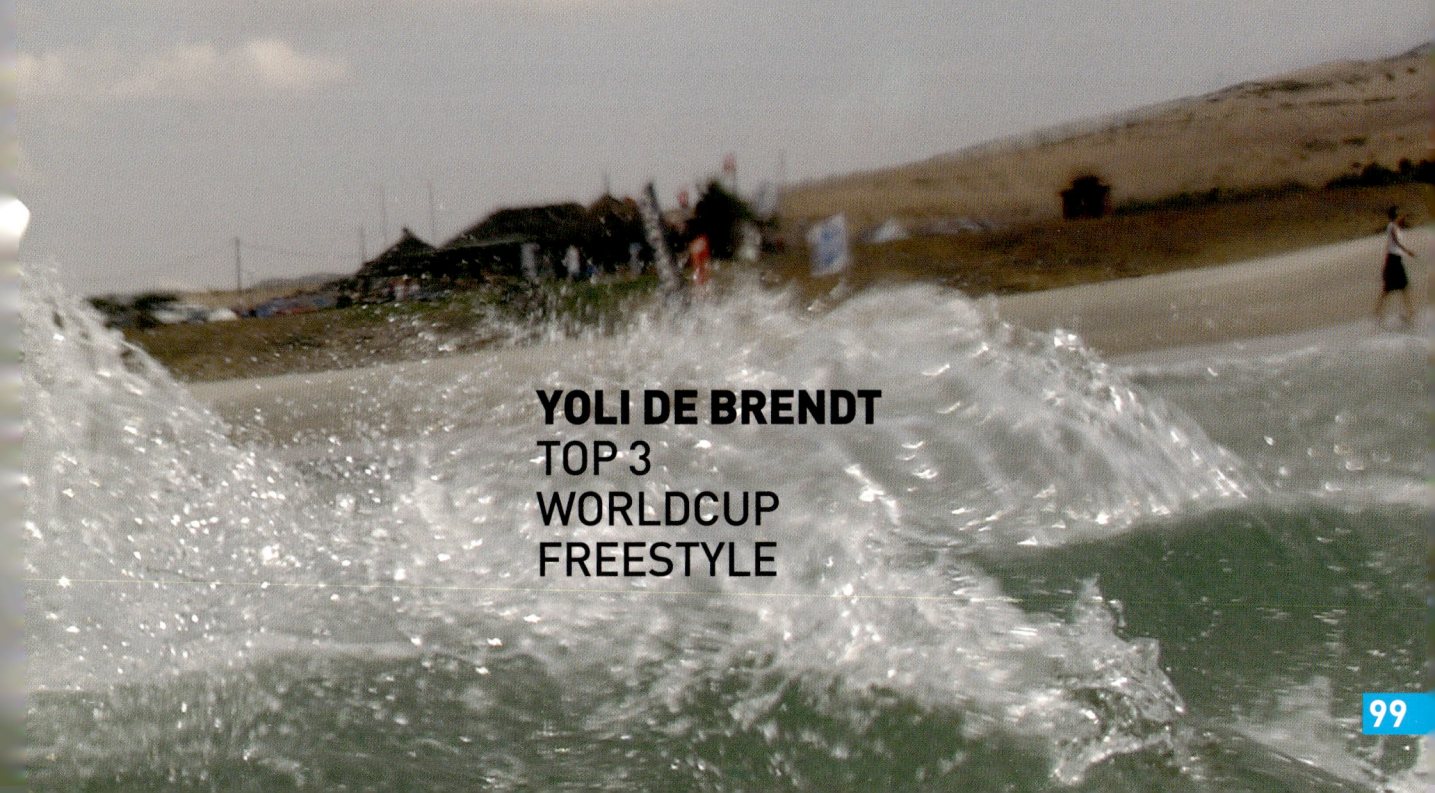

YOLI DE BRENDT
TOP 3
WORLDCUP
FREESTYLE

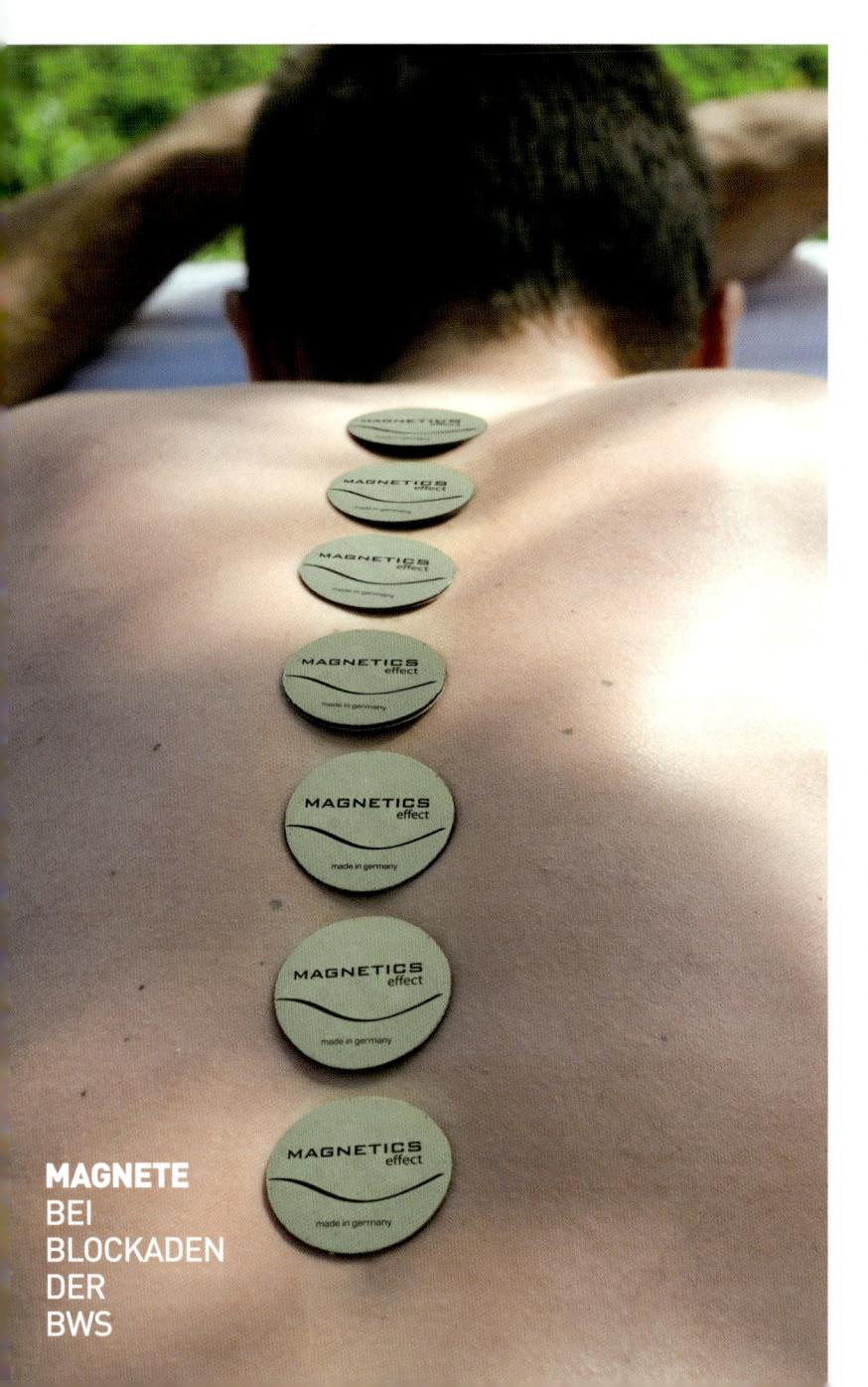

Nach der Behandlung mit dem Holzlöffel werden die Magnetpflaster einfach entlang der Brustwirbelsäule aufgeklebt.

Ein französischer Allgemeinmediziner kam nach einem Sturz beim Windsurfen in meine Behandlung. Die Brustwirbelsäule war stark blockiert und er hat schon damit gerechnet, seinen Urlaub abbrechen zu müssen. Nach der Behandlung konnte er direkt wieder surfen und war ganz überrascht. „Thanks so much! God does miracles, but you also do!"

Ich freue mich über jeden Arzt, der meine Therapie kennenlernt und selbst erlebt, wie schnell und effektiv eine Behandlung sein kann. Auf der anderen Seite ist es dann aber auch eine moralische Verpflichtung, die Patienten über solche Methoden zu informieren statt nur im System mitzuspielen. Danke an alle, die den Mut haben, umzudenken und anders zu arbeiten!

**MAGNETE
BEI
BLOCKADEN
DER
BWS**

PRAXIS

Ich hatte eine 25-jährige Patientin mit starken Schmerzen im Interkostalraum (zwischen den Rippen). Die Ärzte wollten ihre Rippen abschleifen, da sie angeblich zu lang waren.

Schon nach der ersten Sitzung waren ihre Schmerzen weg! Die Ursache der Schmerzen waren einige Rippen-Blockaden und dadurch Verhärtungen der Zwischenrippenmuskulatur, die sich mit dem Relaxer und den Magnetpflastern optimal behandeln lassen, nicht jedoch mit einer OP.

Auch Patienten mit Rundrücken oder mit Morbus Bechterew können sich auf diese Art und Weise behandeln. Gerade bei Bechterew ist es wichtig, einer Versteifung der Wirbelsäule gegenzusteuern. Dazu können die Magnetpflaster natürlich auch über Nacht aufgeklebt werden. Ich bin mir sicher, dass eine frühe Behandlung von ISG und Wirbelsäule den Krankheitsverlauf positiv beeinflussen kann.

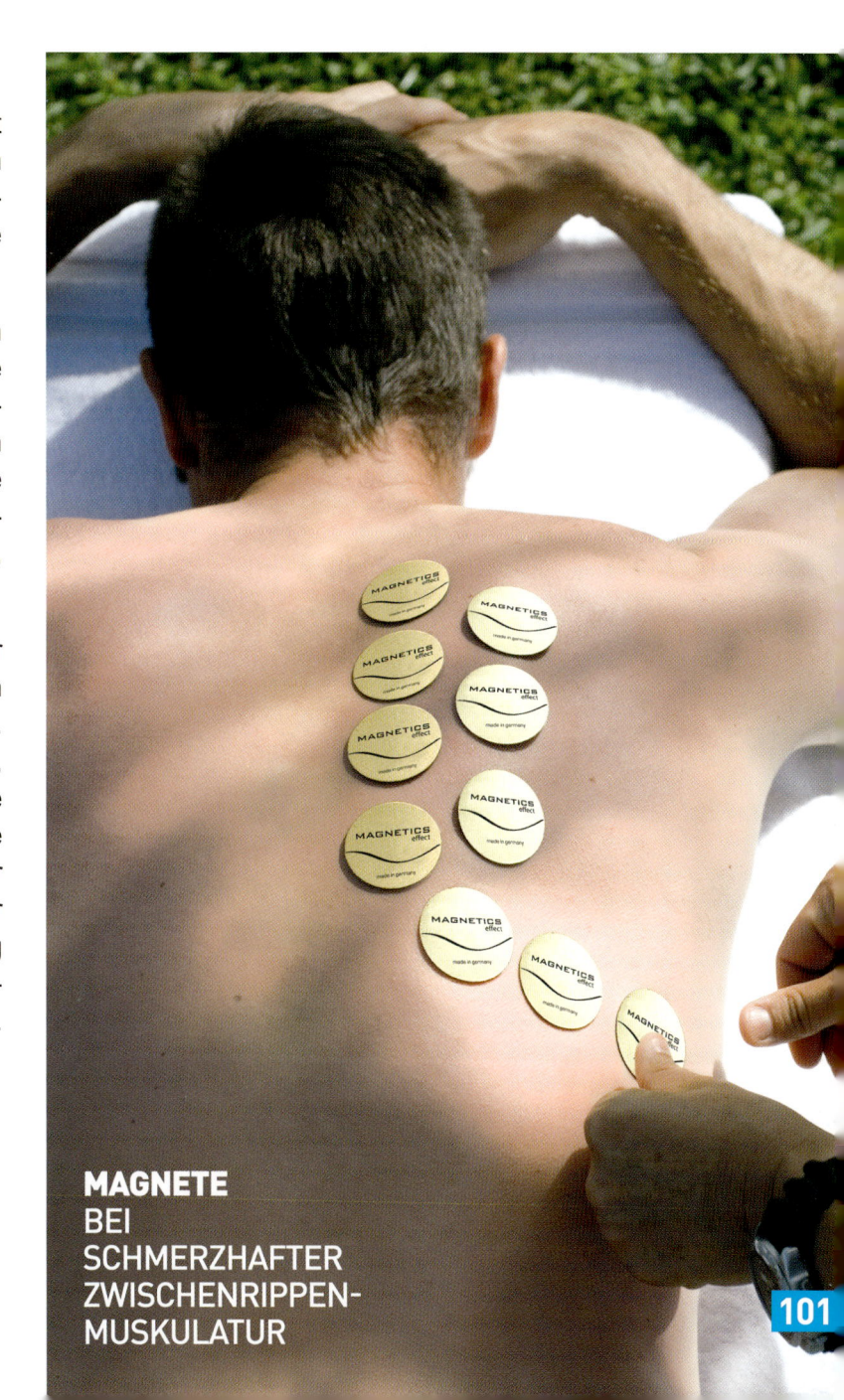

MAGNETE BEI SCHMERZHAFTER ZWISCHENRIPPEN-MUSKULATUR

Halswirbelsäule (HWS)

Die Halswirbelsäule besteht aus 7 Wirbeln, die den Kopf mit der Brustwirbelsäule verbinden. Dieser Abschnitt der Wirbelsäule zeichnet sich durch seine besonders große Beweglichkeit aus. Um die Beweglichkeit beizubehalten, sollte jeder Patient immer wieder an seiner HWS arbeiten. Fehlstellungen an der HWS können viele Symptome auslösen: Schulter- und Nackenschmerzen, Kribbeln und Taubheitsgefühl der Arme bis hin zur Lähmung, Kopfschmerzen, Schwindel, Seh-/Hörstörungen u.v.m.

Patienten, die mit Blockaden der Halswirbelsäule zum ersten Termin kommen, sind schwer zu behandeln. Im Prinzip lassen sich die Halswirbel ganz einfach korrigieren, aber nur wenn vorher die Statik von unten her stimmt. Das ist Arbeit. Der Patient will aber am liebsten direkt an der Stelle behandelt werden, an der er Schmerzen hat und versteht manchmal nicht, dass ich nicht gleich bei der Halswirbelsäule anfange.

PRAXIS Ich hatte eine Patientin, die ihren zweiten Termin abgesagt hat, weil es ihr nicht schnell genug ging. Sie wollte, dass ich nur die HWS behandle, hatte aber die ganze Wirbelsäule blockiert. Wenn ein Patient viele Fehlstellungen entlang der Wirbelsäule hat, bleibt beim ersten Termin oft nur wenig Zeit für die HWS.

Wir brauchen intelligente Patienten, die unsere Arbeit verstehen, sonst haben wir keine Chance. Der Therapeut kann in einer Stunde nicht das ganze Leben zurückdrehen. Deshalb macht mir die Arbeit mit Sportlern so viel Spaß. Sie spüren sehr schnell, wie wichtig diese Therapie für den Körper ist und arbeiten zu Hause weiter.

Den Profi-Windsurfer Antxón Otaegui habe ich beim Worldcup rein präventiv behandelt und habe einige Blockaden an der HWS gefunden, die zu den typischen Schulter-Nacken-Verspannungen geführt hätten.

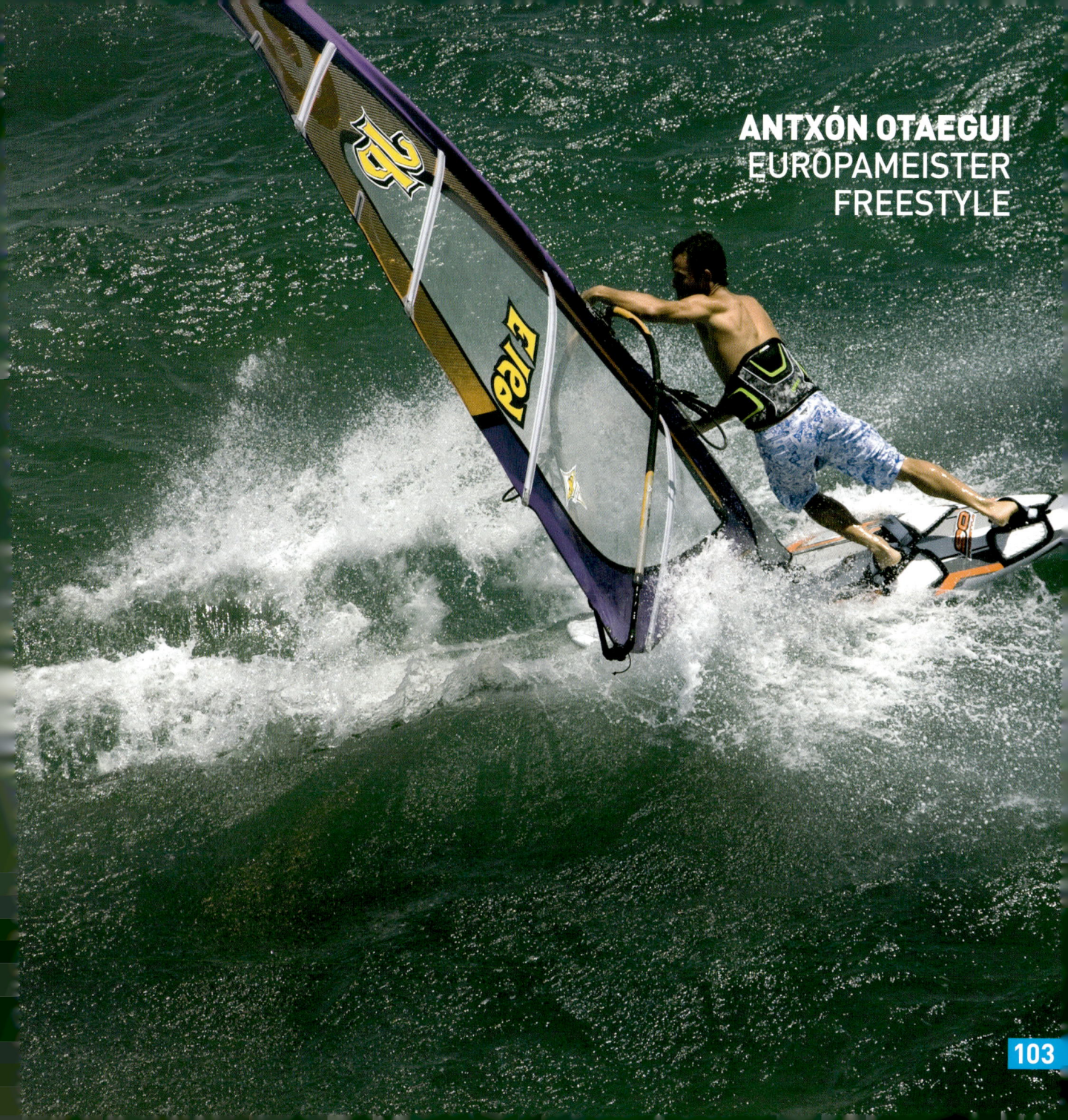

**ANTXÓN OTAEGUI
EUROPAMEISTER
FREESTYLE**

Es ist nicht schwierig selbst an seiner Halswirbelsäule zu arbeiten, denn man kommt mit dem Holzlöffel gut in die Tiefe. Durch Orientierung an den Schmerzpunkten werden die Blockaden erspürt. Während wir den Kopf in alle Richtungen bewegen, fixieren wir die Wirbel mit dem Löffel, bis die Wirbel drehen. Zwischen den Behandlungen kleben wir Magnetpflaster auf die maximalen Schmerzpunkte, damit die Muskulatur wieder elastisch wird und man von Mal zu Mal besser arbeiten kann.

PRAXIS Ein älterer Patient kam wegen Hüftschmerzen in die Behandlung. Durch einen Sturz hatte er ein großes Hämatom. Nachdem ich die Hüfte behandelt hatte, habe ich gleich noch einen Wirbelsäulen-Check gemacht. Der 7. Halswirbel war extrem blockiert. Plötzlich fragte der Patient total aufgeregt: „Was kommen denn jetzt noch für Überraschungen?" Dann zeigte er mir seinen Mittelfinger, den er plötzlich wieder bewegen konnte, obwohl mehrere Neurologen ihm zuvor nicht helfen konnten.

Die Reaktionen der Patienten sind immer wieder eine Überraschung. Eine Patientin berichtete mir, dass sie spontan besser sehen konnte, wie wenn ein Schleier vor ihren Augen entfernt worden wäre. Sensationell war auch ein Mann, der bei Kopfdrehung nach links Schwindel-Attacken bekam. Monatelang hatte er schon viele andere Therapien ausprobiert. Gegen Ende der Behandlung war der Schwindel verschwunden. Die Korrektur der Halswirbel war deutlich bestätigt durch das Verschwinden des Symptoms. In der 2. Sitzung berichtete er, dass seit der 1. Behandlung kein Schwindel mehr aufgetreten war. Zur Sicherheit wurde die Wirbelsäule noch einmal komplett behandelt mit Schwerpunkt auf HWS. Die Symptome blieben aus, leichte Fehlstellungen waren noch feststellbar und wurden korrigiert.

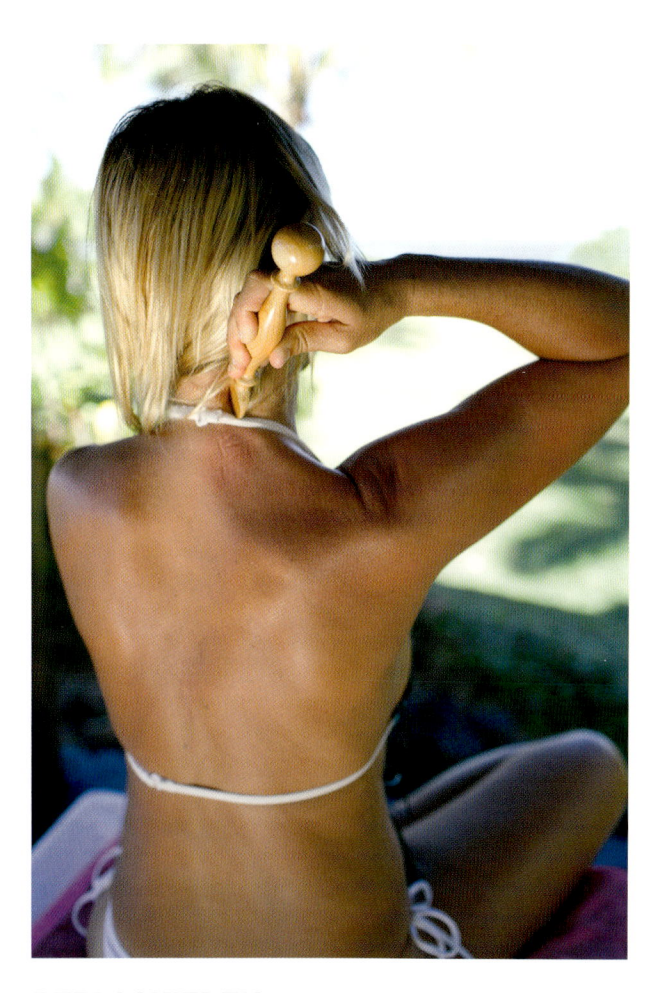

DEBLOCKIEREN
DER HWS

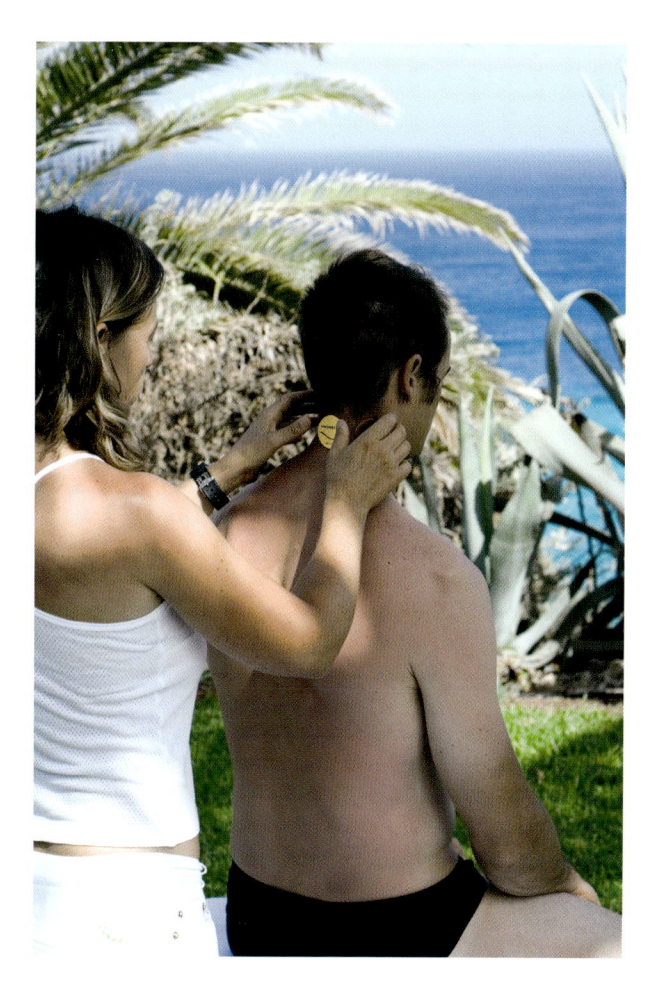

MAGNETE
AN HWS

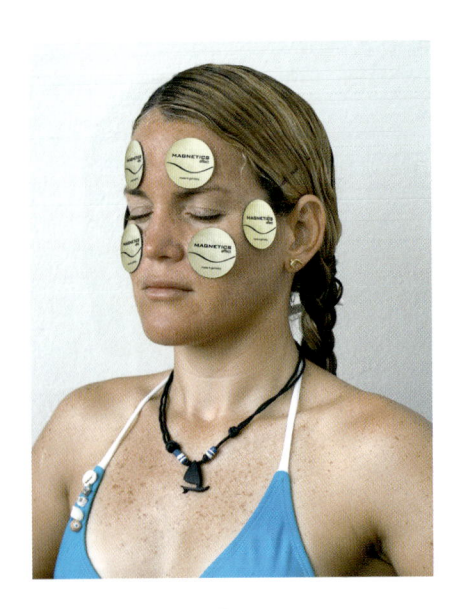

MAGNETFELD-BEHANDLUNG ÜBER NACHT

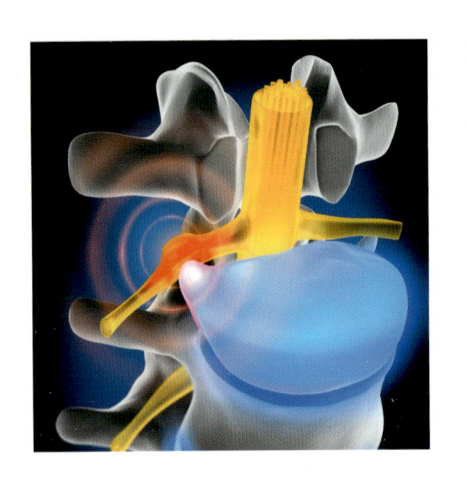

FOLGEERKRANKUNGEN VON WIRBELSÄULEN-BLOCKADEN

Kopfschmerzen / Migräne / Schlaflosigkeit

Häufige Symptome bei verschobenen Halswirbeln sind Kopfschmerzen bis hin zu Migräne. Typisch bei HWS-Blocka-den sind auch nächtliche Schlafstörungen. Patienten, die Magnetpflaster über Nacht aufkleben oder auf einer Magnetfeld-Matte liegen, berichten immer wieder, dass sie deutlich besser schlafen können. Bei Sinusitis, Schnupfen etc. wenden wir die Magnetpflaster über Nacht im Gesicht an.

Tinnitus

Ich selbst habe bei einem plötzlichen Schmerz in der LWS gleichzeitig ein Geräusch im Ohr gehört. Nach der Korrektur der Lendenwirbel war das Geräusch sofort verschwunden. Dadurch ist für mich der Zusammenhang zwischen Tinnitus und der gesamten Wirbelsäule klar geworden. Es reicht also nicht, wenn nur die Halswirbelsäule korrigiert wird. Eine komplette Statik-Korrektur ist nötig. Wichtig bei Tinnitus ist eine sofortige Behandlung, so dass die Nerven nicht irreparabel gequetscht werden.

Bandscheibenvorfall

Viele Patienten haben eine falsche Vorstellung von einem Bandscheibenvorfall. Die Ursache für Bandscheibenvorfälle sind Fehlstellungen an der Wirbelsäule. Zwischen den verschobenen Wirbeln wird die Bandscheibe einseitig belastet, gequetscht und herausgedrückt. Das ist dann der Vorfall, den wir im Röntgenbild sehen können.

Viele Patienten kommen erst zu mir, wenn sie unerträgliche Schmerzen haben. Sie denken dann, dass sie einen Bandscheibenvorfall hätten. Das ist gut möglich, aber nicht so entscheidend...

Ein Bandscheibenvorfall löst meistens gar keinen Schmerz aus und verläuft in vielen Fällen stumm. Die Bandscheiben sind eine Art Stoßdämpfer aus Faserknorpel. Sie haben weder Gefäße noch Nerven, so dass sie nicht schmerzhaft sein können. Das haben auch die neuesten Studien aus den USA bewiesen. Selbst bei Menschen ohne Schmerzen waren mehrere stumme Bandscheibenvorfälle im Kernspin sichtbar. Die Schmerzen, die der Patient empfindet, sind also auf die überlastete Muskulatur rund um die Wirbel-Fehlstellung zurückzuführen und nicht auf den Vorfall der Bandscheibe.

WICHTIG

Durch die Behandlung der Wirbelsäule können wir Bandscheibenvorfälle verhindern, indem wir die verschobenen Wirbel schon rechtzeitig korrigieren.

Ich gehe also wie immer systematisch die ganze Statik durch und korrigiere alle Fehlstellungen. Wenn die Wirbel in der richtigen Position sind, gibt es keinen einseitigen Druck auf die Bandscheibe. Auf diese Art und Weise wird einem Bandscheibenvorfall vorgebeugt. Wird ein verschobener Wirbel jedoch nicht korrigiert, kommt es früher oder später an dieser Stelle zu einem Bandscheibenvorfall. Der Bandscheibenvorfall wird erst dann zum Problem, wenn die Bandscheibe direkt auf den Nerv drückt und dadurch Taubheitsgefühl oder Lähmung auftreten. Der Patient kommt in diesem Fall zu spät. Bei Lähmungserscheinungen muss sofort operiert werden, da sonst der Nerv durch den Druck irreparabel geschädigt werden kann. In den meisten Fällen kann jedoch durch die Statik-Behandlung der Wirbel korrigiert werden. Der Schmerz klingt dann sofort ab. Der Körper kann jetzt das Bandscheibengewebe, eine gallertartige Masse, die zwischen den Wirbeln herausgedrückt wurde, selbst abbauen. Wir unterstützen ihn, indem wir hier Magnetpflaster aufkleben.

**MAGNETE
AUF DEM
BANDSCHEIBENVORFALL**

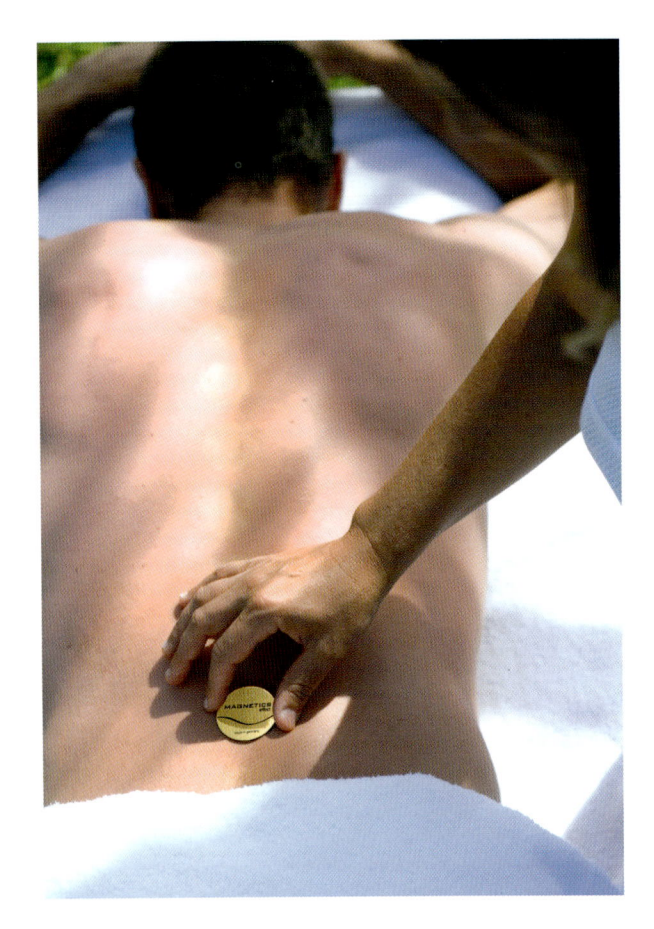

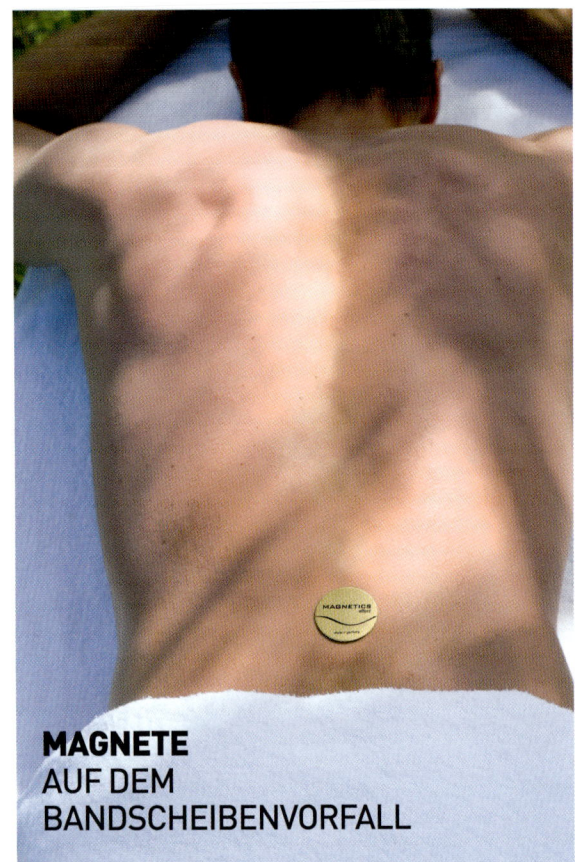

TIP

Machen Sie regelmässig einen Wirbelsäulen-Check. Man kann das auch mit einem Ölwechsel beim Auto vergleichen oder mit regelmäßigen Kontrollen beim Zahnarzt.

Arthrose

Arthrose bedeutet Verschleiß oder Abnutzung in den Gelenken. Oft führen chronische Gelenkentzündungen zu einer Abnutzung des Knorpels. Durch Behandlung der Statik werden alle Gelenke reponiert und somit Entzündungen und Abnutzung vermieden. Ich hoffe, dass in Zukunft immer mehr Patienten verstehen, dass Bandscheibenvorfälle und Arthrose im Vorfeld behandelt werden können. Nutzen Sie diese Chance rechtzeitig!

Skoliose

Bei einer Skoliose handelt es sich um eine seitliche Abweichung bzw. Krümmung der Wirbelsäule. Die Ursache der Skoliose ist eine Beckenblockade mit verkeiltem L5. Die meisten Kinder mit einer starken Skoliose haben das nicht „geerbt", sondern hatten eine schwierige Geburt. Das Becken des Babys wurde bereits beim Geburtsvorgang verdreht. Die Wirbelsäule passt dann ihren Verlauf automatisch dem Becken an und krümmt sich.

Eine Beckenblockade bei der Mutter erschwert die Geburt des Kindes. Deshalb sollten sich alle Frauen auf eine Schwangerschaft vorbereiten, indem sie ihre Körperstatik vorher richten. Auch bei Frauen, die gerne schwanger werden würden, kann eine Wirbelsäulen-Therapie helfen, da starke Beckenblockaden oftmals die Ursache einer Unterversorgung der Beckenorgane sind.

HINWEIS

Ich habe einige Frauen am Anfang ihrer Schwangerschaft behandelt und alle hatten eine leichte und schnelle Geburt ohne Komplikationen.

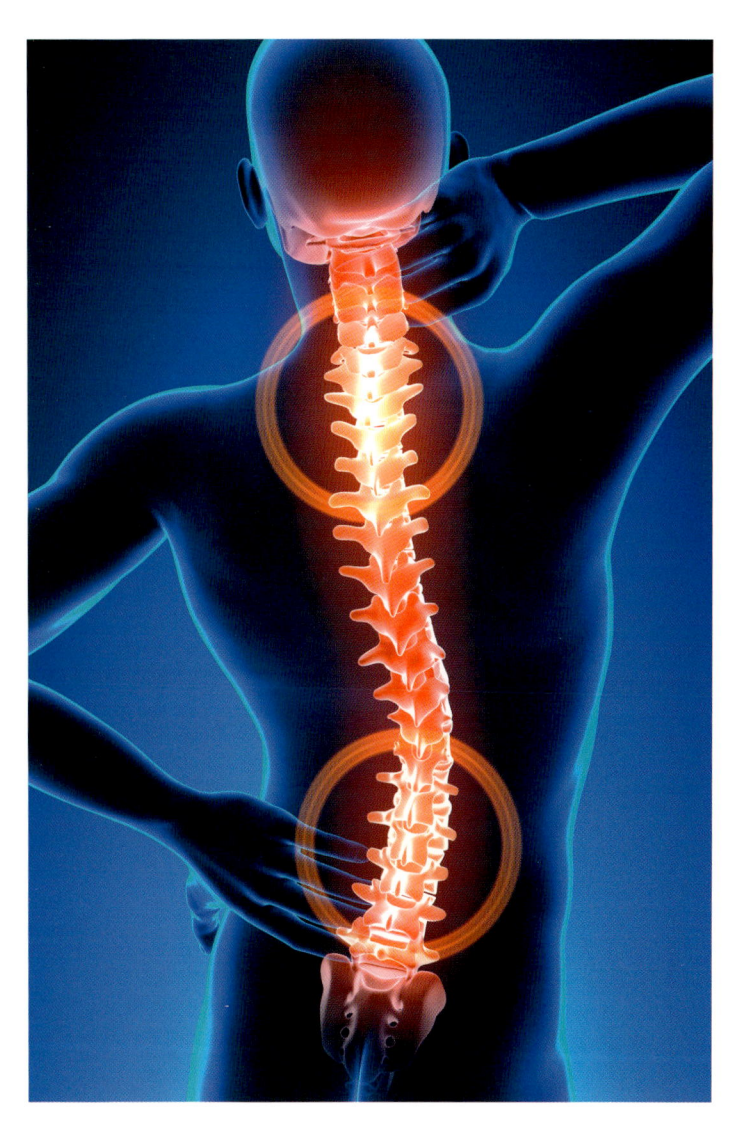

SKOLIOSE IM RÖNTGENBILD

PRAXIS

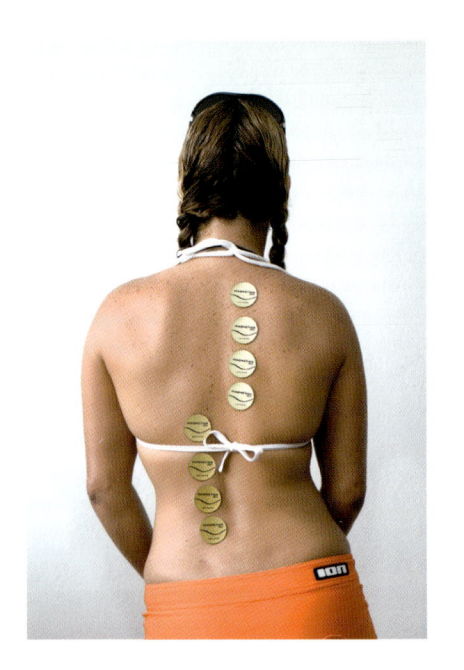

MAGNETFELD-BEHANDLUNG BEI SKOLIOSE

Erst vor kurzem konnte ich ein 12-jähriges Mädchen vor dem vom Arzt angeratenen Korsett retten. In so einem Fall müssen die Eltern jedoch voll hinter der Entscheidung stehen, sich entgegen der Empfehlung des Arztes verhalten und mitarbeiten. Die Behandlung bei extremen Fällen ist langwierig und erfordert Geduld. Dennoch wissen wir, dass weder ein Korsett noch implantierte Metallstäbe die Wirbelsäule „geradebiegen" können. Im Gegenteil, die Wirbelsäule sucht sich ihren Weg. Ich habe von verschiedenen Patienten gehört, dass die Wirbelsäule die Metallimplantate gesprengt hat. Außerdem sehe ich viele Patienten, bei denen ein Korsett im Nachhinein gar nichts gebracht hat, außer verminderter Lebensqualität.

Ein Kind, das jahrelang 24 Stunden täglich ein Korsett tragen muss und keinen Sport machen darf, hat dadurch eine starke psychische und soziale Belastung.

Für mich ist klar, dass der einzig sinnvolle Weg eine Becken- und Wirbelsäulenkorrektur ist. Zusätzlich müssen jeweils an der Kurven-Außenseite Magnetpflaster aufgeklebt werden. Dort wird die Muskulatur ständig in die Länge gezogen und ist somit total verhärtet.

Ich habe sehr gute Erfolge gesehen, wenn Patienten mit Skoliose zu Hause die Übungen mit dem Holzlöffel machen. Vor allem der L5 ist eine fast unlösbare Aufgabe, wenn der Patient nicht immer wieder versucht an den Wirbeln zu arbeiten. Sobald der verkeilte L5 frei ist, richtet sich die Wirbelsäule Schritt für Schritt wieder auf. Es lohnt sich dran zu bleiben und die Übungen so lange zu machen, bis man es geschafft hat.

◼ ARME

PRAXIS

Auch Schmerzen in den Armen haben meistens ihre Ursache in der Wirbelsäule. Die Blockaden ziehen sich durch die gesamte Statik, so dass immer auch der 6. und 7. Halswirbel betroffen sind. Dort verspannt sich die Muskulatur und klemmt die Nerven ab, die die Arme versorgen. Die Folge sind Schmerzen im Schulter-, Ellbogen- oder Handgelenk. Man muss sich also nicht wundern, wenn die Probleme oft chronisch werden, da in der klassischen Medizin nur das jeweilige Gelenk behandelt wird, anstatt die gesamte Wirbelsäule.

Schulter

Ein 70-jähriger Gärtner kam in meine Behandlung mit völlig zerstörten Schultergelenken. So etwas habe ich selten gesehen. Er konnte sich sein Hemd nicht mehr alleine an- und ausziehen. Er hat sein ganzes Leben lang Wurzeln zerhackt. Das Ergebnis war eine steinharte, völlig unbewegliche Schultermuskulatur. Ich habe die Muskulatur behandelt, Knoten und Verklebungen gelöst. Alle schmerzhaften Punkte müssen gesucht und behandelt werden, vor allem aber auch tiefliegende Muskelfasern. Das kann sehr schmerzhaft sein und gibt öfters sogar Hämatome. Eine Operation bringt hier jedoch nichts, denn die Ursache der Schmerzen ist die Muskulatur. Erst nachdem die Muskulatur weich gemacht wird, ist es möglich, das Schultergelenk zu reponieren. Diese Behandlung hätte er schon vor 40 Jahren machen müssen...

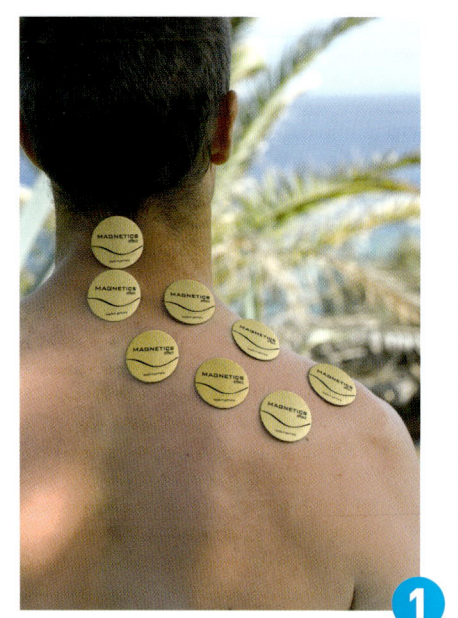

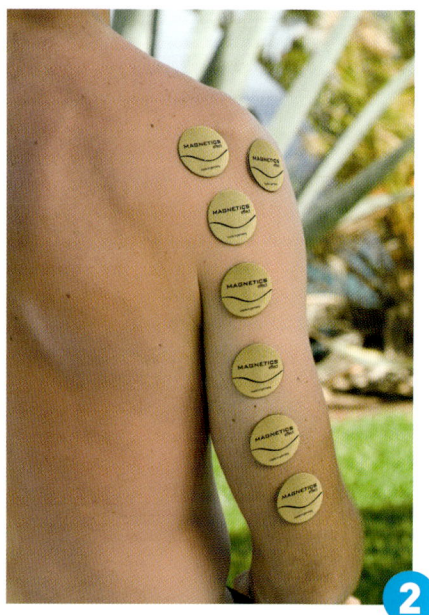

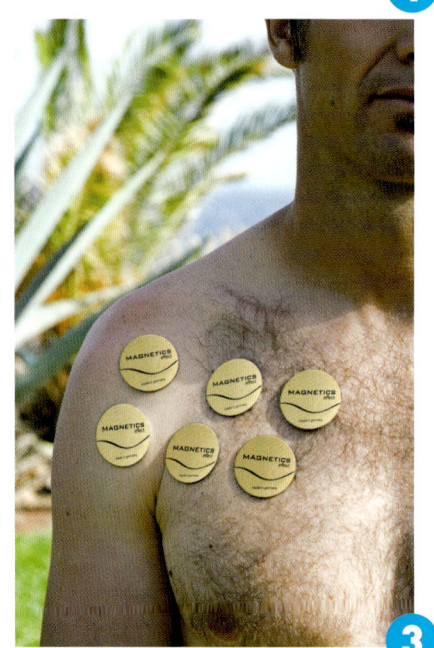

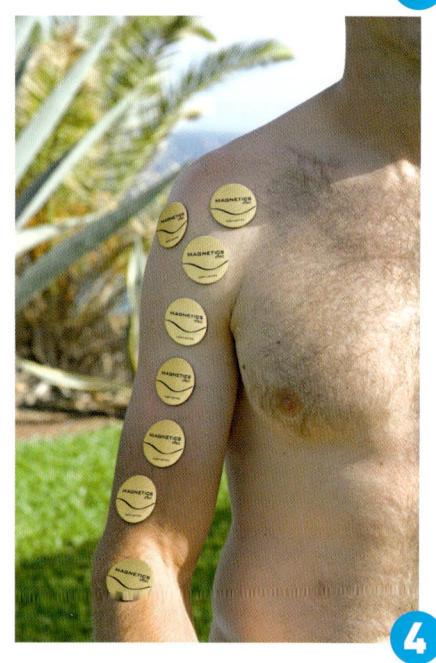

MAGNETFELD
BEI
SCHULTERSCHMERZEN
AUF TRAPEZIUS ❶
TRIZEPS ❷
PECTORALIS ❸
BIZEPS ❹

PRAXIS

Beim Surfen hat sich ein Freund von mir die Schulter verletzt, so dass das Schlüsselbein luxiert war und nach oben stand. Der Arzt hat nichts unternommen, außer seinen Arm 3 Wochen lang ruhig zu stellen. Der Arzt wollte jetzt operieren und den herausstehenden Knochen abschleifen.

Als er zu mir kam, hatte er gar keine Beweglichkeit mehr. Die Schulter war wie einzementiert. Nach einer Wirbelsäulen-Korrektur waren die Rückenschmerzen weg, weshalb er eigentlich gekommen war. Danach habe ich mir die Schulter angeschaut. An diesem Tag war keine Reponierung möglich, denn die Muskulatur des gesamten Schultergürtels war verspannt und gezerrt: Trapezius, Bizeps, Trizeps und Pectoralis mußten mit dem Holzlöffel und dem Relaxer behandelt werden.

Nach der Massage der Tiefenmuskulatur habe ich Magnetpflaster aufgeklebt. Nach 10 Tagen war die Beweglichkeit wieder deutlich verbessert und das Schlüsselbein konnte reponiert werden. Nach einer Ruhigstellung darf man keine Wunder erwarten, aber die Voraussetzung für die Heilung war geschaffen. Die Operation wurde verhindert und es gibt einen Sport-Invaliden weniger.

Tennisellbogen

Bei chronischen Schmerzen im Ellbogen, dem sogenannten Tennisellbogen, muss die ganze Statik gerichtet werden, vor allem der 6. und 7. Halswirbel müssen korrigiert werden. Dann wird die gesamte Schulter-Arm-Muskulatur überprüft, um die Schmerzpunkte zu lokalisieren. Meistens beginnt das Problem am Trapezius und führt dann zur Überlastung weiterer Muskeln, so dass der ganze Arm betroffen sein kann. Beim Tennisellbogen finden wir oft Verspannungen der Oberarm-Muskulatur, wie Bizeps und Trizeps und im weiteren Verlauf dann immer auch der Unterarm-Muskulatur.

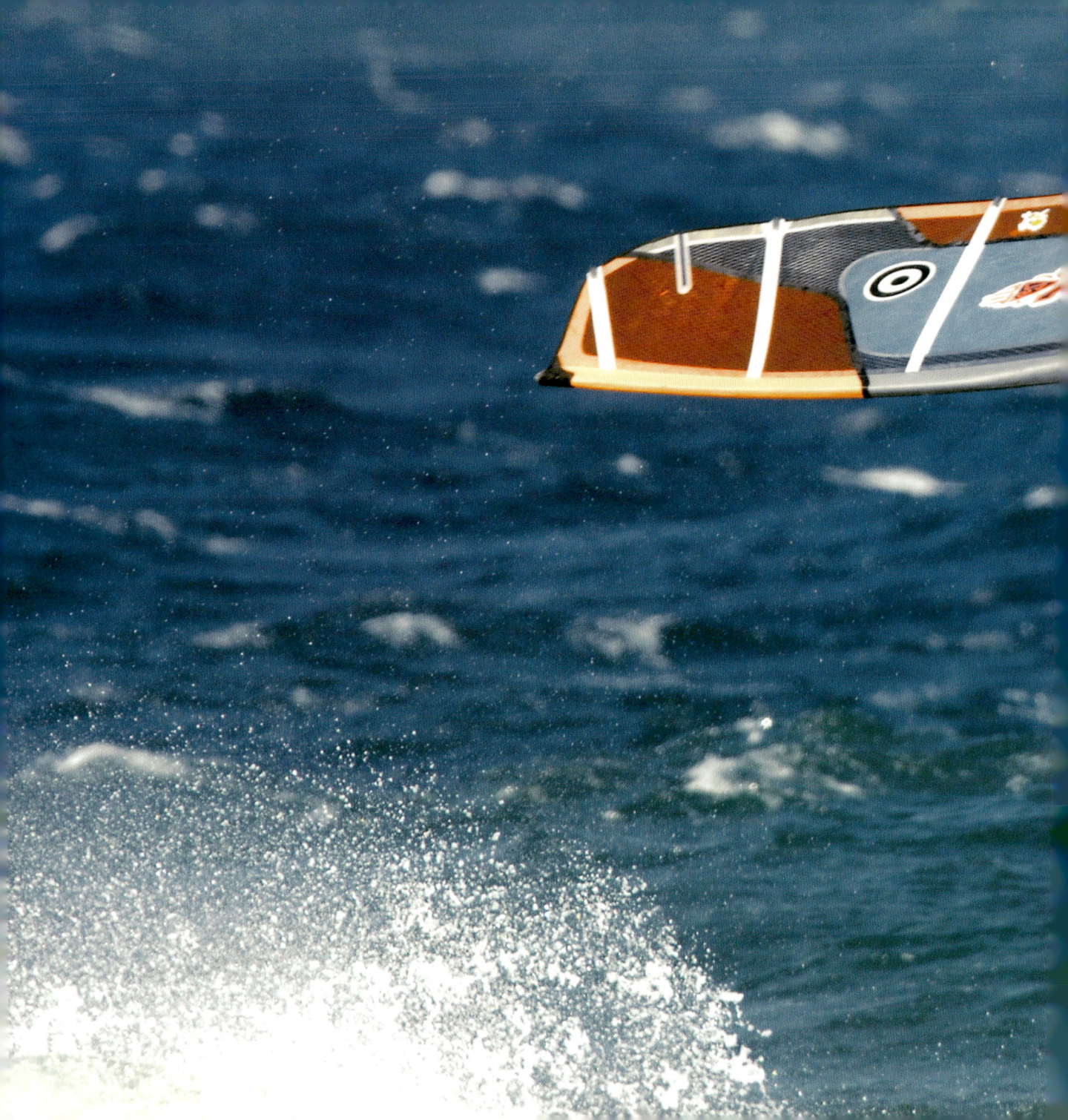

SURFEN
GEHT WIEDER!

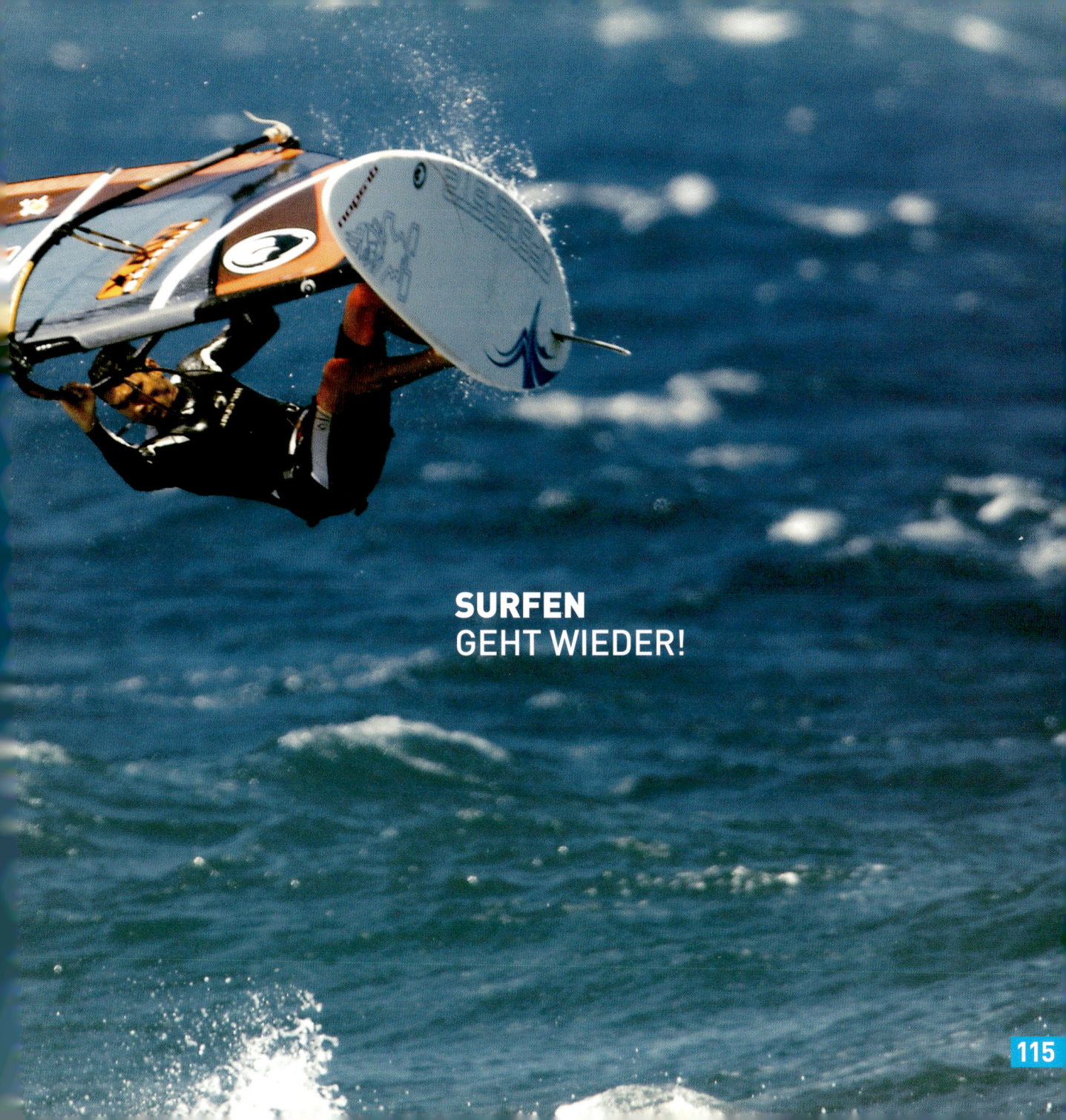

HINWEIS

Der Domino-Effekt:
Ein schmerzhafter Muskel wird unbewusst geschont. Dadurch übernehmen alle benachbarten Muskeln seine Funktion und überlasten langfristig selbst. Durch eine Halswirbelblockade können dadurch chronische Schmerzen im Ellbogengelenk ausgelöst werden.

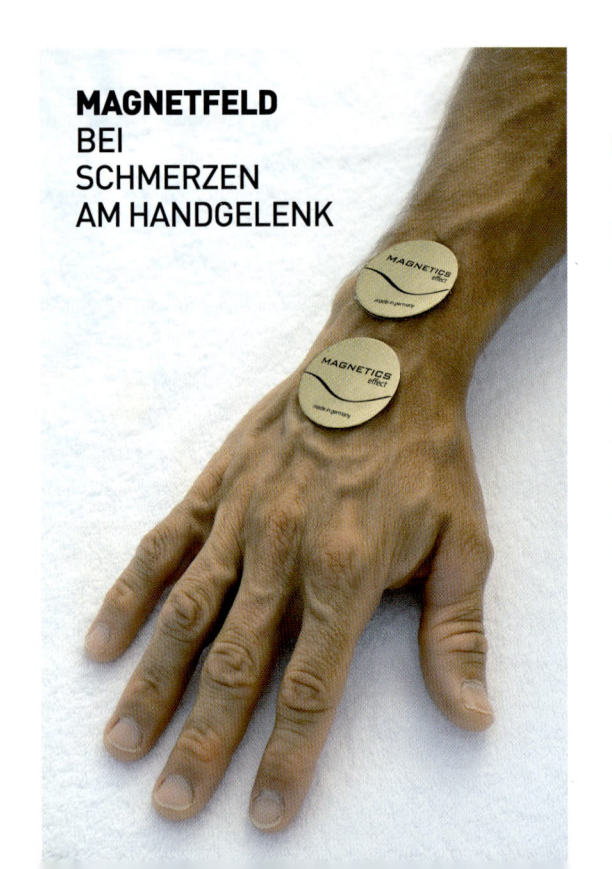

MAGNETFELD BEI SCHMERZEN AM HANDGELENK

Die meisten Patienten mit Tennisellbogen sind verzweifelt. Sie haben schon vieles ausprobiert, aber die Schmerzen werden chronisch und viele müssen ihren Sport oder Beruf aufgeben.

Ich habe vor Jahren einen Surflehrer behandelt, der damals schon 5 Jahren lang starke Schmerzen im Ellbogen hatte, immer beim Surfen. Nach nur einer Behandlung der Körperstatik sowie der verspannten Schulter-Arm-Muskulatur, war er wieder schmerzfrei.

Er hat sich die gesamte Unterarm-Muskulatur selbst mit einem Stein so stark nachbehandelt, dass er an den Schmerzstellen keine Haare mehr hatte. Seither sind nie wieder Probleme aufgetreten. Wer mutig ist und in den Schmerz reingeht, kann sich in kürzester Zeit selbst helfen.

Handgelenk und Carpaltunnel-Syndrom

Die Behandlung bei Schmerzen rund um das Handgelenk ist ähnlich wie beim Tennisellbogen. Nach der Statik-Korrektur werden, ausgehend von der Wirbelsäule, alle beteiligten Muskeln und Gelenke systematisch behandelt.

Das Handgelenk besteht aus acht kleinen Knochen, die blockiert sein können. Genauso werden die Finger-, Arm- und Schultergelenke untersucht und reponiert. Die schmerzhafte Muskulatur wird mit Magnetpflastern zu Hause nachbehandelt und die Schmerzen klingen ab.

■ SPORTVERLETZUNGEN

Ist Sport wirklich Mord? Ja und doch Nein! Einerseits ja, denn die Gefahr von Wirbel-Blockaden bei Sportlern ist größer als bei Menschen, die sich nicht bewegen. Außerdem kommen Verletzungen wie Muskelzerrungen, Frakturen, Distorsion etc. häufiger vor. Andererseits ist Bewegung für alle Körperfunktionen wie Herz, Kreislauf und für einen optimalen Stoffwechsel wichtig und nötig.

Leben ohne Sport wäre langweilig. Ich bedanke mich für jeden Tag, an dem ich Sport machen konnte. Ich habe Freunde getroffen, Motivation aus dem Sport gezogen, die Natur erlebt und ich war frei überall hinzugehen. Die Vorteile überwiegen - ich kann mir kein Leben ohne Sport vorstellen.

PRAXIS

Somit muss man auch Verletzungen in Kauf nehmen. Dadurch bin ich mein eigener „Heiler" geworden und ich habe meinen Körper genau beobachtet, um zu sehen, was funktioniert und was nicht. Bei meiner ersten Sportverletzung in der Schulzeit saß ich im Wartezimmer beim Arzt und habe geweint, aus Angst. Aber ich habe jede Verletzung immer wieder gut in den Griff bekommen. Jedes Problem hat eine Lösung und bringt uns ein Stück weiter. Heute habe ich keine Angst mehr vor Verletzungen. Ich fange dann einfach sofort an zu arbeiten, um die Verletzung wieder zu beseitigen.

Sportler müssen verstärkt behandelt werden, um gesund zu bleiben. Wirbel-Fehlstellung, ISG-Blockaden und Verletzungen sind vorprogrammiert. Sportler, die nicht richtig behandelt werden und trotz Fehlstellungen weiter trainieren, riskieren ihre Gesundheit.

PRAXIS

Micah Buzianis, mehrfacher Weltmeister im Slalom, hatte beim Worldcup in Gran Canaria einen Unfall beim Slalom. 2 andere Windsurfer kollidierten mit ihm. Dadurch hatte er Schmerzen im Unterschenkel, die ich mit Magneten behandelt habe. Die Schmerzen ließen nach, so dass er 5 Tage später beim Slalom in Fuerteventura starten konnte und bis zum 3. Wettkampftag auf Platz 2 lag. Plötzlich hat er bei einer Halse ein Krachen gehört und musste an Land fahren. Er konnte nicht mehr laufen und wurde getragen. Ich habe ihn gleich behandelt und er ist in der nächsten Runde wieder gefahren. Leider musste er vor Schmerzen dann doch aufgeben. Die Röntgenaufnahme hat dann ergeben, dass das Wadenbein durchgebrochen war. Da kann man nichts mehr machen. Die Saison war gelaufen, aber mit Hilfe von Magneten konnte dieser Bruch ohne Komplikationen in kürzester Zeit ausheilen.

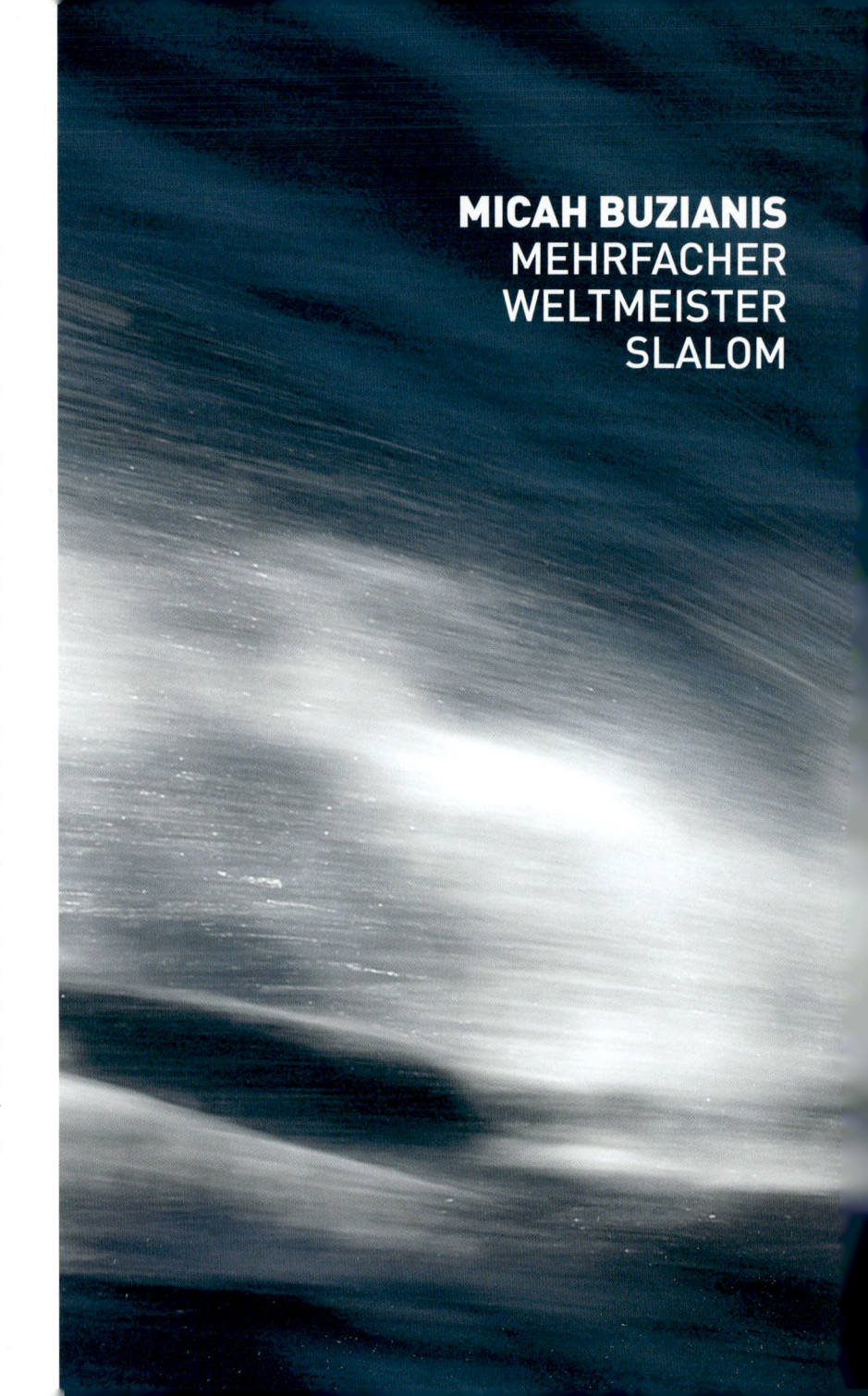

MICAH BUZIANIS
MEHRFACHER WELTMEISTER SLALOM

119

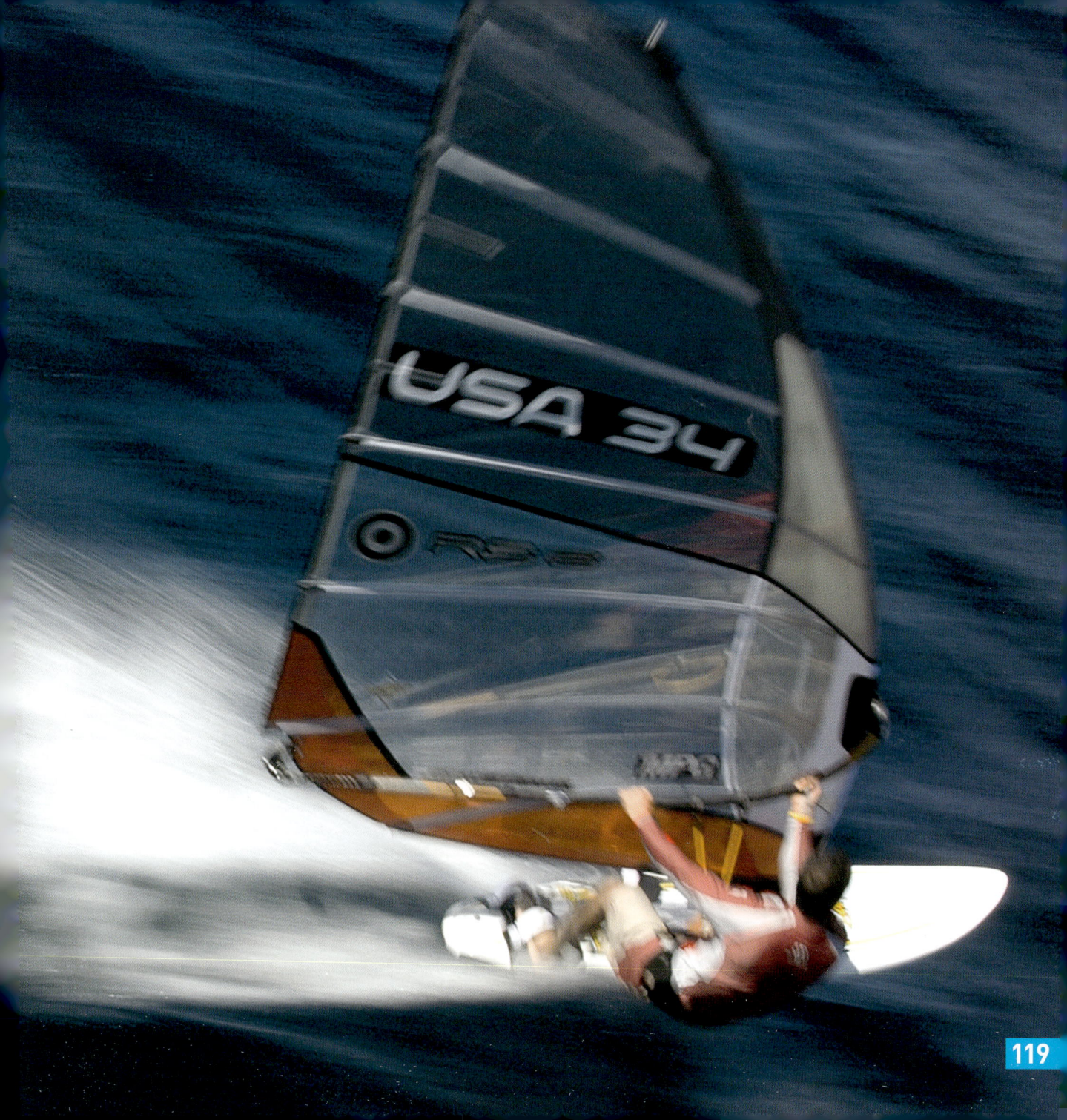

Es kann aber wirklich jeden treffen, auch Hobbysportler. Im Fernsehen werden oft Bilder von Sportunfällen gezeigt. Stürze vom Pferd, vom Fahrrad oder Motorrad tun weh, aber alle lachen. Wenn die dabei entstandenen Wirbelblockaden nicht sofort gelöst werden, bekommen diese Menschen später große Probleme. Manchmal kann ich nicht glauben, wie diese Wirbelsäulen ausschauen. Wenn sie ein Auto wären, wären sie auf dem Schrottplatz. Aber ein guter Mechaniker bringt jedes Auto wieder zum Fahren.

Nayra Alonso, Top 3 der Weltrangliste Wave, wurde Anfang 2008 nach einem Knochenbruch operiert. Nach einer OP können wir die Reha verkürzen und mit Magneten die Heilung beschleunigen. Der Orthopäde behandelte sie nach der Operation auch jeden Tag mit Magnetfeldern. Sie hat heute keinerlei Beschwerden mehr und konnte trotz Unfall und OP ihr insgesamt bestes Ergebnis erzielen.

RÖNTGENBILDER VOR UND NACH DER OP

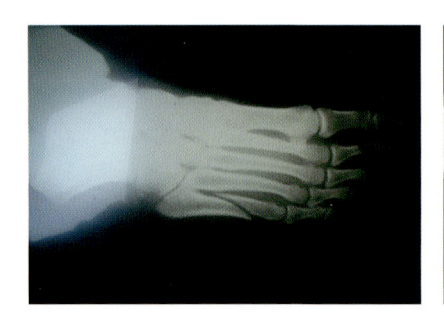

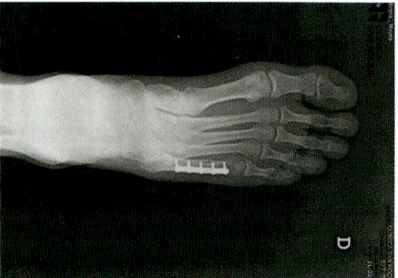

MAGNETFELD-BEHANDLUNG NACH DER OP

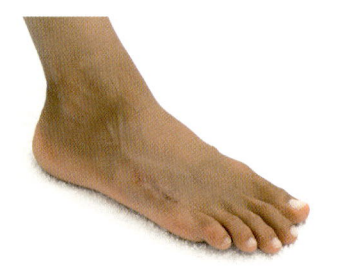

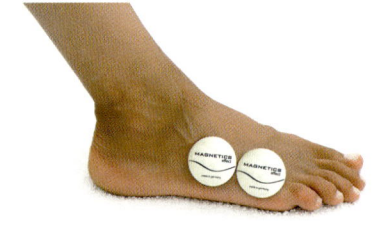

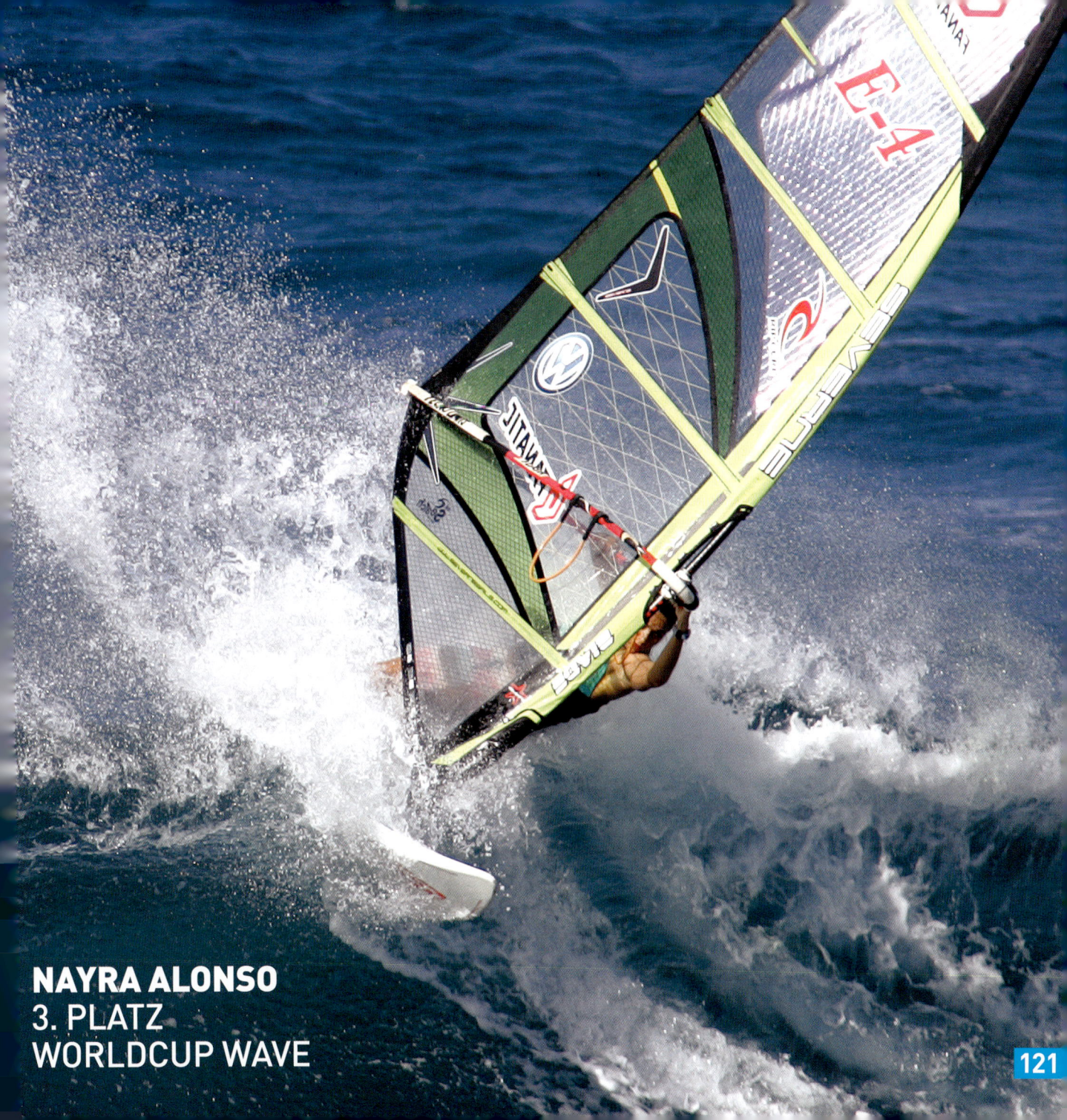

NAYRA ALONSO
3. PLATZ
WORLDCUP WAVE

NEUROLOGISCHE ERKRANKUNGEN

Wie im Kapitel Ischias ausführlich beschrieben, bin ich überzeugt, dass Krankheiten des Nervensystems eng mit der Wirbelsäule zusammenhängen.

Multiple Sklerose

MS ist eine Erkrankung des Zentralnervensystems, die zu Lähmungserscheinungen führen kann. An meiner eigenen Problematik mit Verdachtsdiagnose auf Multiple Sklerose habe ich gespürt, dass viele Symptome durch eine Korrektur der Körperstatik zu beseitigen sind.

Parkinson

Parkinson ist eine degenerative Erkrankung des Mittelhirns in Folge deren ein Dopamin-Mangel auftritt. Die Auswikungen sind u.a. Muskelschmerzen bzw. Muskelsteifheit bis hin zur Bewegungsunfähigkeit. Bei meinem ersten Parkinson-Patienten wusste ich nichts über diese Krankheit. Völlig unvoreingenommen, ohne Kenntnisse über den Dopamin-Mangel und die Symptome der Krankheit, hatte ich also keinen „Respekt" vor der Schulmedizin. Ich bin nicht einmal auf die Idee gekommen, dass meine Therapie vielleicht nicht funktionieren könnte.

Der Patient kam wegen Schmerzen und ich habe ihn behandelt wie alle anderen auch, über die Wirbelsäule. Die Halswirbelsäule war stark blockiert und somit waren die Nerven der Arme durch die verspannte Muskulatur eingeengt. Ich musste den Patienten beim Bewegen der Arme zwar energisch antreiben, aber ich konnte meine Behandlung durchführen. Der Zustand der Muskulatur hat sich danach deutlich verbessert. Warum sollte ich also einen Parkinson-Patienten nicht behandeln? Ich sehe nicht ein, dass dieser Mensch mit Rückenschmerzen leben soll, nur weil ein Mangel an Dopamin vermutet wird.

TIP

Ich kann nur jedem zu einer Wirbelsäulen-Behandlung raten, wie auch immer die Diagnose lautet. Sie haben nichts zu verlieren!

GRENZEN DER BEHANDLUNG

Nicht immer haben wir mit unserer Behandlung den erwarteten Erfolg und müssen die Grenzen akzeptieren.

Mitarbeit der Patienten

Wenn ein Patient nicht bereit ist, die Ursachen für seine Schmerzen zu vermeiden, werden wir mit unserer Behandlung nicht viel erreichen können. Wie oben bereits angemerkt, dürfen meine Patienten z.B. die Beine nicht übereinander schlagen. Dadurch wird das Becken verdreht und die Muskulatur einseitig verzogen. Ich habe auch 30 Jahre lang die Beine gekreuzt, aber seit ich weiß, was ich damit auslöse, nie wieder. Vor allem bei hartnäckigen Ischiasschmerzen muss der Patient sich das unbedingt abgewöhnen. Außerdem muss die Schlafposition geprüft werden: Bauchlage oder extreme Verdrehungen führen logischerweise zu Wirbel-Fehlstellungen.

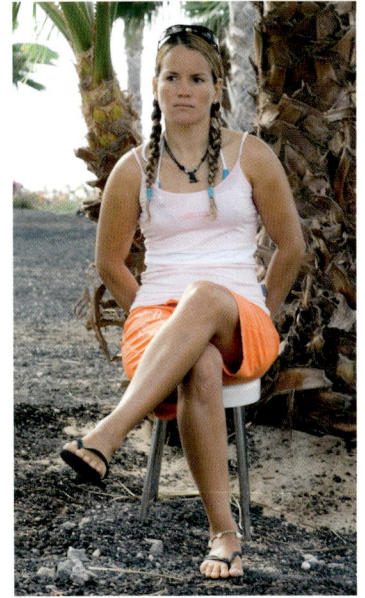

FALSCH: BEINE ÜBER KREUZ

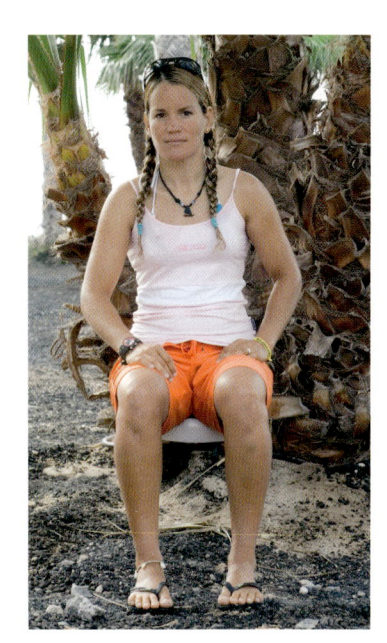

RICHTIG: BEINE NIE MEHR KREUZEN

Darüber hinaus müssen meine Patienten zu Hause keine Dehn- und Kräftigungs-Übungen machen, sondern lediglich die Technik zur Wirbelkorrektur an sich perfektionieren. Die Knochen sind der einzige Ansatzpunkt, an dem wir echte Veränderungen einleiten können. Wer sich davor drücken will und sein Gewissen mit herkömmlichen Übungen beruhigen will, hat keine Chance auf Heilung.

Zerstörtes Gewebe

Durch die Statik-Korrektur können wir Fehlstellungen in allen Gelenken beseitigen und somit Entzündungen und Abnutzung im Gelenk vorbeugen. Zerstörtes Gewebe kann jedoch oftmals nicht wieder hergestellt werden. Deshalb ist es wichtig, sich rechtzeitig und regelmäßig zu behandeln, bevor zum Beispiel der Knorpel komplett abgenutzt ist.

Osteoporose

Bei starker Osteoporose können durch Schwund des Knochengewebes die Knochen brüchig werden. Deshalb muss man vorsichtig und extrem sanft arbeiten, damit kein Wirbel beschädigt wird. Ein Patient mit Knochenkrebs, der bereits große Löcher in den Beckenknochen hatte, kam wegen Schmerzen in meine Behandlung. Anfangs war ich äusserst vorsichtig, denn man muss sich langsam rantasten. Dennoch war die Behandlung erfolgreich und die Schmerzen wurden weniger.

Organische Störungen

Meistens kommen die Schmerzpatienten erst zu mir, nachdem sie schon bei vielen Ärzten waren und keine Lösung für ihr Problem finden konnten. Sie wurden also bereits mehrfach untersucht. Beim medizinischen Check-up werden Blut-, Urin- und Stuhlproben analysiert, aber auch Darmspiegelung sowie Kerspintomographie gehören zum Programm.

Auch hier gehe ich dann wie immer systematisch von den Füßen bis zum Kopf vor und löse alle Blockaden, die ich in der Statik finde. Die Nachbehandlung mit Magnetfeldern darf natürlich nicht fehlen.

Nur durch lösung der Wirbelblockaden kann sich das zugehörige Organ regenerieren. Es macht also keinen Sinn nur an den Organen zu arbeiten, was meistens gemacht wird. Viele Therapien setzen bei den Organen an und versuchen die Leber, die Nieren, den Darm, etc. zu behandeln, aber die wirkliche Ursache ist der verdrehte Wirbel und damit die Unterversorgung im entsprechenden Organ.

PRAXIS

Eine Patientin kam wegen Rückenschmerzen zu mir. Sie nimmt seit über 10 Jahren regelmäßig Abführmittel, leidet aber dennoch an chronischer Verstopfung. Bei der Behandlung der Lendenwirbelsäule kam plötzlich flüssiger Stuhlgang... Das passierte in dem Moment, als ich den stark blockierten L5 drehen konnte, der sehr schmerzhaft war. Die Patientin hat es nicht mehr bis zum Klo geschafft.

Der Stuhl war zwar flüssig durch die Abführmittel, aber durch die starken Blockaden der LWS war die Darmfunktion extrem eingeschränkt. Dehnungsrezeptoren in der Darmwand stimulieren im Gehirn das Bedürfnis zur Ausscheidung. Je stärker die Wirbel-Blockaden, um so schlechter funktioniert diese Rückmeldung. Die „Schleuse" öffnet einfach nicht. Der Patient vergiftet sich dann von innen heraus, weil der Kot zwar durch die Abführmittel flüssig ist, aber nicht ausgeschieden werden kann.

Kinder

Eine Schwierigkeit stellt die Behandlung von sehr kleinen Kindern dar, weil sie die Schmerzen nicht verstehen können oder dass sie zum Beispiel durch Beinpendeln mithelfen sollen. Es ist jedoch im Notfall auch möglich sehr kleine Kinder zu behandeln, wenn die Mutter hilft.

PRAXIS Ich konnte in nur 2 Behandlungen bei einem 3-jährigen Kind den Schiefhals korrigieren, nachdem es über ein Jahr erfolglos mit Krankengymnastik behandelt worden war. Der Kopf war bereits nach einer 30-minütigen Behandlung zum ersten Mal gerade. Durch eine Zangengeburt war die Hüfte des Kindes subluxiert, das Becken verdreht und einige Wirbel blockiert. Erst nachdem ich Becken und Wirbelsäule korrigiert hatte, konnte ich dann am Schluss der Behandlung auch die Halswirbelsäule richten.

Die Arbeit mit Kindern im Schulalter dagegen ist meist einfacher und macht viel Spaß, denn sie bringen mich zum Lachen, sind ehrlich und natürlich. Wenn man erst mal ihr Vertrauen gewonnen hat und sie mitarbeiten, können sehr schnell erstaunliche Ergebnisse erzielt werden. So kann man den Kindern viele Probleme in der Zukunft ersparen, denn Verletzungen werden erkannt und sofort behandelt, anstatt chronisch zu werden. Außerdem wachsen sie quasi mit dem Holzlöffel auf und finden es dann ganz normal, sich bei Schmerzen selbst an der Wirbelsäule zu behandeln.

PRAXIS Eine Mutter brachte ihr 5-jähriges Kind zur ersten Behandlung. Das Kind kam herein, schaute mich ängstlich an und sagte „Du bist böse". Ich musste lachen und da hat es spontan seine Meinung geändert, sonst hätte ich nicht arbeiten können. Man sieht also wie schnell sich Kinder öffnen, neuen Therapien eine Chance geben und sich einfach vom Ergebnis überzeugen lassen.

Ältere Patienten

Die Behandlung bei älteren Patienten mit längjährigen Fehlstellungen ist oft schwieriger und langwieriger als bei jüngeren Menschen, weil die Fehlstellungen schon gefestigt sind und sich die Muskulatur über viele Jahre verzogen hat. Aber es ist nie zu spät, um an seiner Wirbelsäule zu arbeiten!

PRAXIS

Ich hatte einen 80-jährigen Patienten mit extremen Fehlstellungen. Durch eine sehr starke Skoliose berührten seine Rippen auf der einen Seite bereits das Becken. Nach der Behandlung fühlte er sich jedes Mal um 20 Jahre jünger. Die Statik hat sich rein optisch nach ein paar Behandlungen noch nicht verbessert, dennoch kann er mit jeder Behandlung besser und schmerzfreier laufen. Je mehr Blockaden Schritt für Schritt gelöst werden, um so deutlicher wird das Ergebnis auch optisch sein. Man kann nur hoffen, dass solche Patienten motiviert zu Hause mitarbeiten, denn hier sind Hunderte Stunden an Arbeit nötig.

Ein pensionierter Arzt (80 Jahre) kam auf Empfehlung in meine Behandlung. Er hatte Schmerzen in der Leiste und beim Laufen. Das Becken war blockiert, der Iliopsoas (grosser Lendenmuskel) und die komplette Oberschenkelmuskulatur waren total verkürzt. Die Behandlung war so schmerzhaft, dass er fast abbrechen wollte. Nach der Behandlung des ISGs konnte er nicht glauben, wie locker und leicht er plötzlich laufen konnte. Hoffentlich hilft diese Erfahrung den Patienten, den richtigen Weg zu erkennen, gehen müssen sie ihn alleine, denn diese Arbeit kann niemand für sie machen.

FAZIT

Wie die Beispiele zeigen, lohnt sich eine Behandlung auch bei scheinbar aussichtslosen Fällen. Danach sieht der Patient, wie sich seine Symptome verändern und er kann jetzt selbst weiter an sich arbeiten.

Unsichere Patienten

Ich halte viele Vorträge zum Thema »Endlich schmerzfrei«, um den Patienten Möglichkeiten aufzuzeigen und Problemlösungen anzubieten. Ich will niemanden missionieren oder überreden. Nur den Patienten, die auf der Suche nach Lösungen sind, kann ich helfen. Die anderen sind einfach noch nicht bereit, ihre Probleme zu lösen. Das muss jeder Therapeut akzeptieren.

PRAXIS Ein Professor der Medizin hatte schon einen Termin bei mir. Vor der Behandlung meinte er, dass er sich in das Thema Magnetfeld-Therapie erst noch einlesen müsse und meldete sich wieder ab. Er hat eine wichtige Chance verpasst und sich nie wieder gemeldet.

Wenn man weiß, dass man die Probleme der Patienten hätte lösen können, versteht man manchmal die Welt nicht mehr. Die potentiellen Patienten stehen vor ihrer Lösung und plötzlich entscheiden sie sich dagegen. Dann weiß ich – es sollte nicht sein, aus welchen Gründen auch immer...

PRAXIS In Gran Canaria stand eine Frau an der Rezeption der Praxis vor mir und erzählte ihren Freundinnen voller Stolz, dass bei ihr die eine Hüfte höher sei, als die andere. Als ich zu ihr sagte „Kein Problem, das korrigiere ich gleich", ist sie total hysterisch geworden. „Keiner fasst meine Hüfte an." Es gibt immer wieder Patienten, die ihr Problem gar nicht loswerden wollen. Denn sie haben sich so daran gewöhnt, dass es Teil ihres Lebens geworden ist.

HINWEIS

Es ist nicht OK, die Patienten so zu verunsichern, denn für Heilung ist es immer der richtige und nie der falsche Moment.

Eine andere Patientin mit Schmerzen sagte ihren Termin ab, weil sie gerade mit ihrem Orthopäden telefoniert hatte, der ihr von einer Statik-Korrektur abriet, da sie gerade eine „Spritzen-Kur" hinter sich hatte und die Spritzen eventuell noch anschlagen würden. Hätten die Spritzen geholfen, hätte sie jetzt keine Schmerzen mehr. Auf was soll sie denn noch warten?

■ BEHANDLUNGSKOSTEN

Ich versuche, einen fairen Preis für die Behandlung zu verlangen, so dass sich jeder Patient die Therapie leisten kann. Eine Behandlung bei den Events kostet 200,- Euro inklusive Coaching. Das ist ja gerade das Besondere an dieser Therapie, dass der Patient lernt, sich selbst zu helfen - ohne Abhängigkeiten. Wir verändern die komplette Einstellung der Patienten zur Wirbelsäule. Oft höre ich Kommentare wie „Danke, das ist ja mit Geld nicht zu bezahlen..." Voraussetzung ist natürlich, dass wir echte Problemlösungen liefern!

Es bringt also nichts, 50 mal zum Therapeuten zu gehen, wenn es nicht richtig gemacht wird. Das ist aber leider die Situation in den Köpfen der Menschen momentan... Man will seine Gesundheit abgeben - andere machen lassen - aber das ist unmöglich!

FAZIT

Qualität statt Quantität – das will und braucht der Patient!

■ SEMINARE UND EVENTS

In meinen Seminaren zeige ich meine Technik vielen Therapeuten, die dann in ihrer Praxis damit arbeiten können. Man braucht sehr viel Übung und Talent, um die Technik optimal an anderen umzusetzen und die Wirbel effektiv zu reponieren. Ich wünsche mir, dass alle Therapeuten täglich viele Stunden an den Wirbelsäulen ihrer Patienten arbeiten, um immer sicherer und routinierter zu werden.

Um die Technik zu festigen, empfehle ich den Therapeuten, die mit der Technik schon gut zurecht kommen, zusätzlich bei den Events zu arbeiten. Ich arbeite 2 Tage lang zusammen mit den Therapeuten an den gleichen Patienten. Da lernt man sehr viel und sieht, wo die Unterschiede liegen.

Ich danke allen innovativen Therapeuten, die die Wirbelsäulen-Regeneration bei mir erlernt haben. Jetzt ist es reine Übungssache bis man den Patienten immer besser und schneller helfen kann. Das ist die Zukunft für alle Therapeuten, denn wer Probleme lösen kann, wird automatisch weiterempfohlen. Deshalb mache ich auch keine Therapeuten-Liste mehr, denn erstens kann ich nicht beurteilen, wie die Therapeuten in ihrer Praxis arbeiten und zweitens spricht es sich sowieso schnell herum, wenn jemand gut arbeitet.

Unsere Arbeit ist vor allem Hilfe zur Selbsthilfe, deshalb empfehle ich die Events. Hier unterstützen wir den Patienten durch eine Wirbelsäulen-Behandlung. Zusätzlich optimieren wir seine Technik mit dem Holzlöffel, so dass er sich zu Hause in Zukunft weiterbehandeln kann. Patienten, die diese Therapie wirklich kennenlernen wollen, sollten bei einem Event auf jeden Fall auch zusätzlich von mir durchgecheckt werden und vor allem den richtigen Weg in die Eigenverantwortung lernen.

Jeder kann an sich selbst arbeiten, es ist nur eine Frage der Zeit, bis man seine eigene Technik optimiert hat. Sich selbst zu behandeln ist vergleichsweise einfach, denn man spürt genau, wo man arbeiten muss und kennt seine Problempunkte sehr schnell. Dem Patient, der Schmerzen hat, bleibt deshalb oft nur eins: Einfach selbst üben und die eigene Wirbelsäule kennenlernen. Dabei wird immer an den Schmerzpunkten gearbeitet nach dem Motto: „Sei Experte deiner eigenen Wirbelsäule, erst dann bist du frei!"

TIP

Es ist sehr einfach, selbst an der eigenen Wirbelsäule zu arbeiten, auch wenn der Patient das nicht glaubt oder noch nicht weiß... Unsere Philosophie ist: "Heile dich selbst, wir helfen dir dabei!"

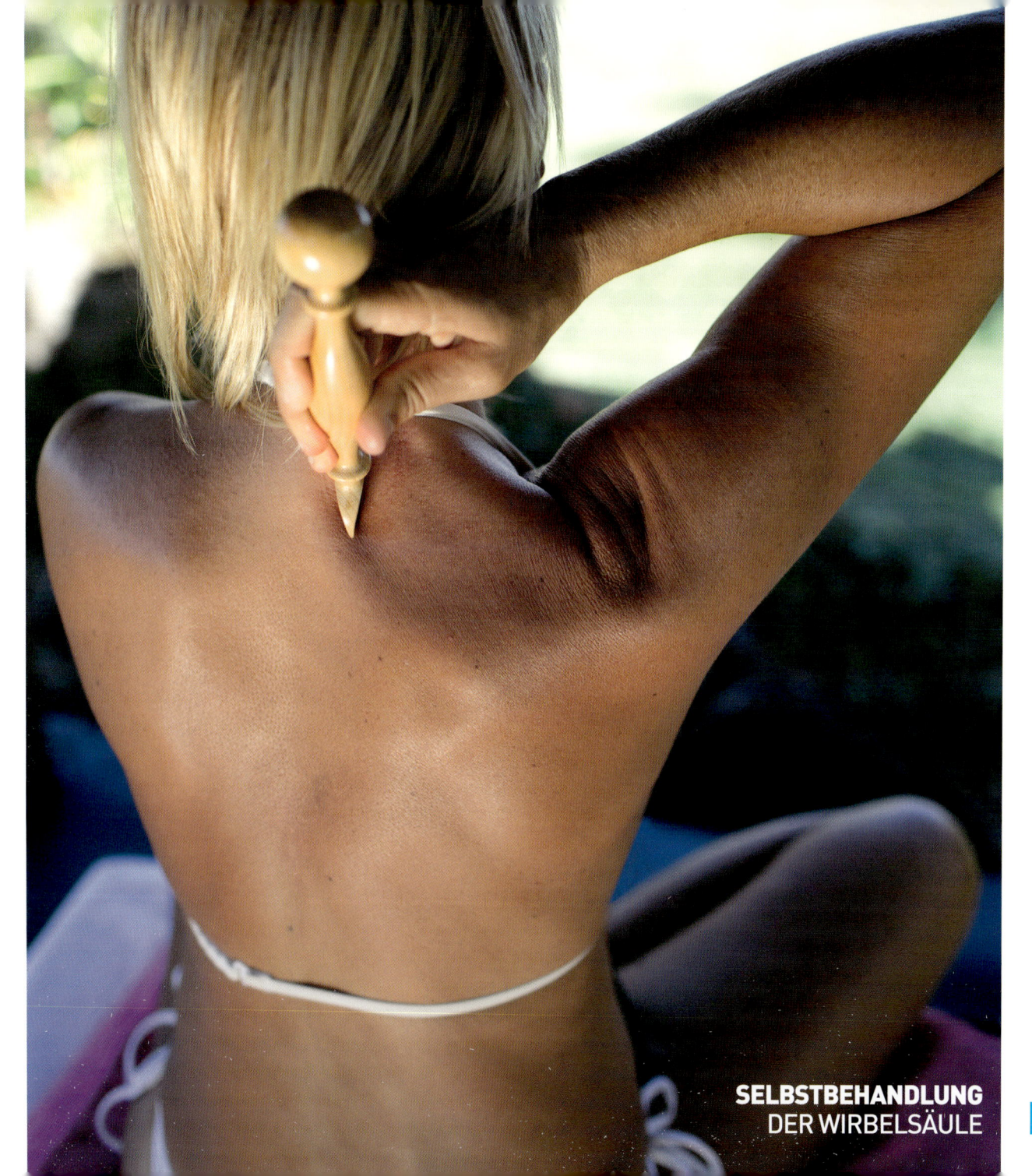

SELBSTBEHANDLUNG
DER WIRBELSÄULE

131

5

ZUSÄTZLICHE RATSCHLÄGE

ZUSÄTZLICHE RATSCHLÄGE

Die Behandlung der Körperstatik kann durch weitere Maßnahmen unterstützt werden. Hierbei sind die Bereiche Sport, Ernährung und gesunder Schlaf besonders wichtig.

■ GEEIGNETE SPORTARTEN

Ich werde immer wieder von Patienten gefragt, welche Sportarten ich empfehlen kann. Jeder Mensch braucht Bewegung, um gesund zu bleiben. Aktive Erholung durch lockeres, aerobes Training für mindestens 30 Minuten täglich wäre optimal, zumindest 2 - 3 Mal pro Woche. Dadurch werden die Durchblutung und der Stoffwechsel angeregt. Außerdem findet eine innere Reinigung statt, weil Schlacken vermehrt über die Haut ausgeschieden werden.

Vor allem aber nach einer Wirbelsäulen-Behandlung ist Joggen eine wichtige Hilfe, um die Wirbel durchzubewegen. Oftmals lösen sich verkeilte Wirbel beim Joggen, allerdings nur, wenn vorher die Wirbelsäule „freigeschaufelt" wurde. Durch Strecken und Drehen nach dem Laufen klicken oftmals einige Wirbel rein und erleichtern somit die weitere Arbeit an der Wirbelsäule.

Ich bevorzuge dynamische Sportarten, bei denen ein Wechsel zwischen Anspannung und Entspannung der Muskulatur stattfindet. Wer beim Joggen Schmerzen spürt, der weiß nur, dass er Becken- und Wirbelblockaden hat. Werden diese beseitigt, spürt man sofort wie die Symptome abklingen.

Sportarten, die ich außer Joggen in Kombination mit meiner Behandlung empfehle, sind Nordic Walking und Inline-Skating. Bei diesen Sportarten wird das ISG mobilisiert, was den Behandlungserfolg unterstützt. Durch dynamische Schritte mit betontem Abdruck nach hinten kann man eine gute Beweglichkeit im ISG erzielen.

JOGGEN AM STRAND

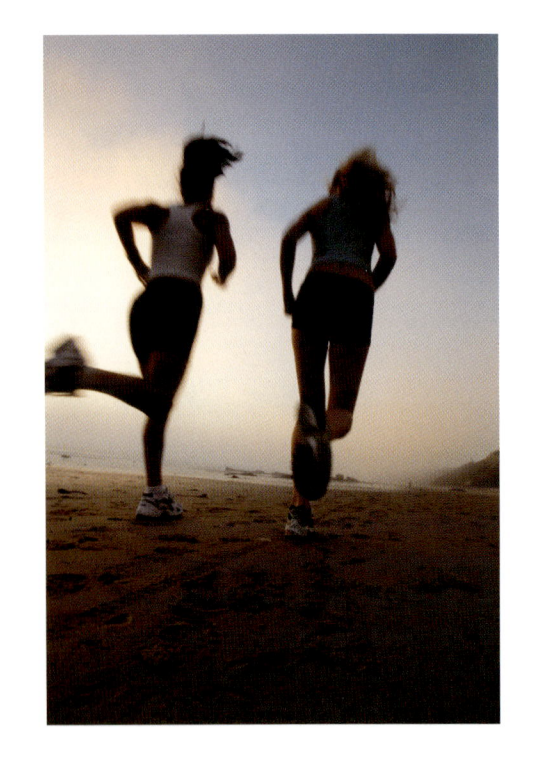

Auch beim Sport werden Magnetpflaster auf die Schmerzpunkte wie ISG, unterer Rücken, Schulterbereich etc. aufgeklebt. Das hilft bei der Lockerung der Muskulatur. Ich habe viele Patienten, die nach einer Behandlung mit aufgeklebten Magnetpflastern zum Sport gegangen sind und ihre ISG-Blockade so loswurden.

NORDIC WALKING

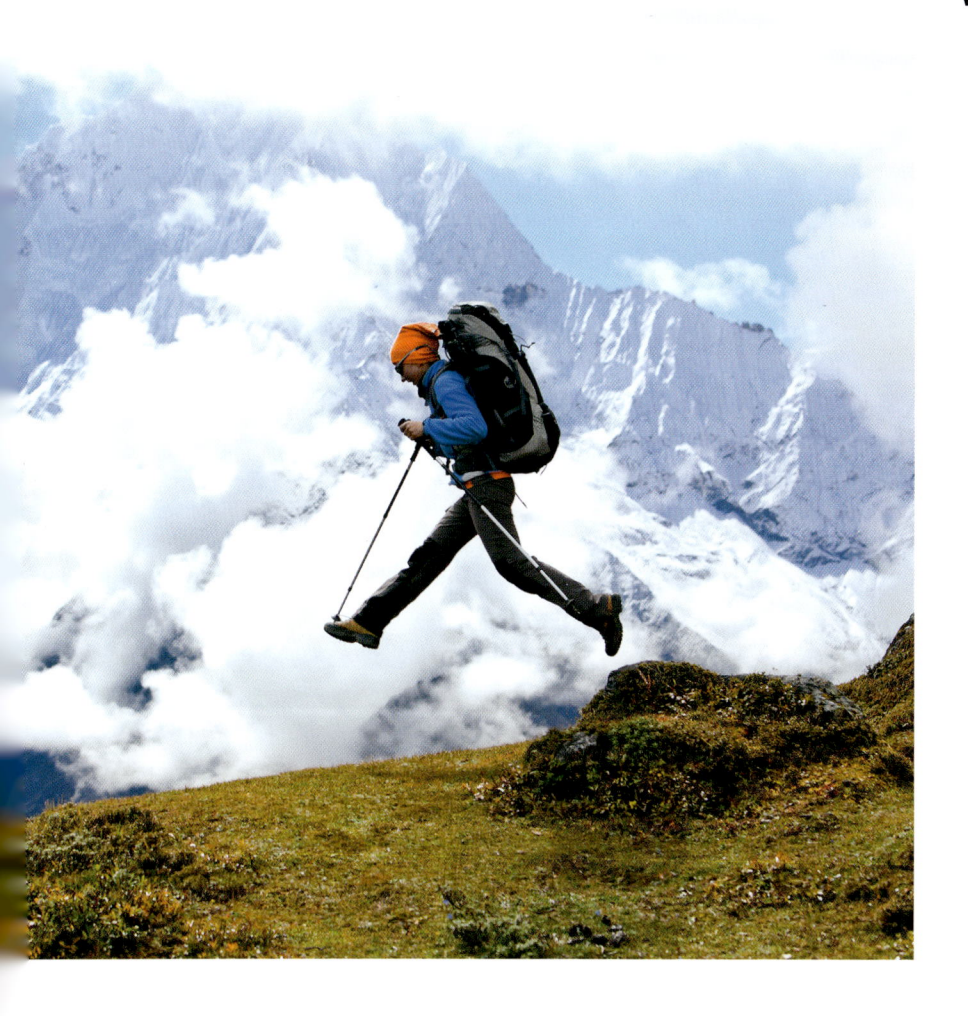

Sport soll Spaß machen - dann kann man das Training genießen. Alles andere macht keinen Sinn. Übungen sollen nicht schmerzen oder langweilig sein. Man muss sich also eine Sportart suchen, die zu einem passt und mit der richtigen Herzfrequenz und Intensität trainieren.

Patienten mit Rückenschmerzen werden vom Orthopäden oft ins Fitness-Studio geschickt. Das bringt aber langfristig nicht den gewünschten Erfolg, denn durch Krafttraining werden die ursächlichen Wirbel-Fehlstellung nicht beseitigt. Im Gegenteil, der Patient trainiert mit verschobenen Wirbeln und nutzt seine Gelenke ab.

Zum Glück gibt es aber auch neue Tendenzen: Gute Fitness-Studios, die das Beste für Ihre Kunden wollen. Ihnen gehört die Zukunft. Patienten, die vom Arzt geschickt werden, bekommen zuerst eine Wirbelsäulen-Behandlung und ein Wirbelsäulen-Coaching, bevor sie an den Geräten trainieren. So sollte es überall laufen!

TRAINING IM FITNESS-STUDIO

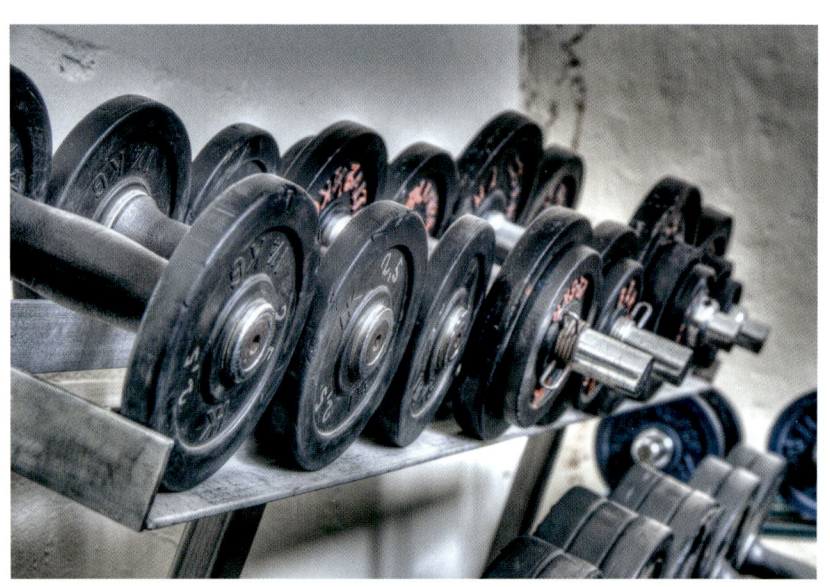

■ ANDERE THERAPIEN

Die Therapie, die jeder Patient braucht, ist die Regeneration der Wirbelsäule und die Nachbehandlung durch das Magnetfeld. Danach funktionieren auch alle anderen Therapien besser, egal welche. Das bestätigen mir nicht nur Patienten, sondern auch andere Therapeuten, die mich oft überrascht fragen, was ich mit ihren Patienten gemacht habe. Es bringt einfach nichts, an Muskeln oder Organen zu arbeiten, bevor die Wirbel nicht in der richtigen Position sind. Man kann diesen Schritt nicht einfach überspringen, denn genau hier liegen die Wurzeln aller Probleme. Sobald die Wirbel reponiert wurden, setzt die Heilung ein, auch für alle umliegenden Strukturen.

■ SCHWEDENKRÄUTER

Die Schwedenkräuter-Tinktur war schon vor Tausenden von Jahren bei den alten Ägyptern ein bekanntes Heilmittel und wurde später auch von Paracelsus empfohlen. Der schwedische Arzt, Dr. Samst, der im 17. Jahrhundert die Schwedenkräuter wieder entdeckte, empfahl jeden Morgen 1 Teelöffel in Wasser verdünnt einzunehmen. Er wurde bei bester Gesundheit 104 Jahre alt und starb bei einem Reitunfall. Wer will das nicht?

Ich selbst habe das Buch von Maria Treben mit 9 Jahren von meiner Oma geschenkt bekommen. Hier beschreibt die Kräuterfrau die unglaublichen Erfolge bei der Anwendung dieser Tinktur, die ich seit damals immer verwende.

Die Schwedenkräuter in Alkohol nach dem Original-Rezept von Maria Treben sind ein kleines Wundermittel. Es kann bei allen Hautverletzungen sofort angewendet werden, damit es nicht zu Entzündungen kommt und keine Narben entstehen. Sollte die Haut nach den Übungen mit dem Holzlöffel gereizt sein, empfehlen wir, diese damit einzureiben. Sie sollten dennoch nicht zu lange mit dem Holzlöffel an derselben Stelle arbeiten, um die Haut nicht zu verletzen, denn dort kann dann für ein paar Tage nicht mehr gearbeitet werden.

Aber auch bei Ohren- oder Augenentzündungen wenden wir die Tinktur erfolgreich an. Einfach ein paar Tropfen mit der Pipette ins Ohr träufeln bzw. ein getränktes Wattepad von aussen auf das geschlossene Auge legen. Nicht erschrecken, denn das entzündete Auge wird dabei manchmal glühend heiß. Auch akute Magenprobleme und Übelkeit hat man mit der Mixtur schnell im Griff. Deshalb fülle ich mir auch für alle Fälle eine kleine Menge in einer Violettglas-Flasche ab, die ich immer im Auto dabei habe.

Sie können die Schwedenkräuter zu Hause selbst ansetzen oder auf meiner Webseite bestellen. Es gibt viele Varianten der Rezeptur im Handel zu kaufen. Meiner Erfahrung nach können sie aber alle mit dem Original in 38%-igem Alkohol nicht mithalten. Deshalb haben wir unseren Shop damit ergänzt. Die 500 ml Flasche »Kleiner Schwedenbitter« kostet 25,- Euro. Diese Tinktur sollte in keiner Hausapotheke fehlen.

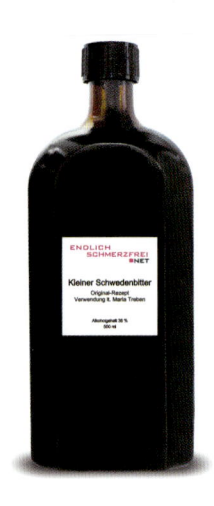

SCHWEDENBITTER ORIGINAL REZEPT

GESUNDER SCHLAF

Einer meiner Patienten schläft manchmal im Wald auf dem Boden, andere am Strand oder im VW-Bus. Das ist logischerweise nicht ideal für die Wirbelsäule, vor allem nicht nach einer Wirbelsäulen-Behandlung. Ein gesunder Schlaf ist für den therapeutischen Erfolg extrem wichtig.

Aus „schlafmedizinischer" Sicht müssen zahlreiche anatomische und orthopädische Kriterien berücksichtigt werden, damit sich die Wirbelsäule, Bandscheiben, Muskeln, Sehnen, Bänder und Gelenke in der Tiefschlafphase regenerieren.

Die Wirbelsäule muss im Liegen durch richtiges Stützen und Entlasten die gleiche Form beibehalten wie im Stehen, sowohl in Seiten- als auch in Rückenlage. Ein gutes Liegesystem verteilt den Auflagedruck optimal und erzeugt durch aktiven Gegendruck die nötige Stützfunktion, so dass sich die Muskulatur über Nacht komplett entspannen kann.

Ich empfehle eine gute Latexmatratze, bei der verschiedene Härtegrade ausgewählt werden können, abhängig vom jeweiligen Körpergewicht. Genauso wichtig ist die Wahl des Kopfkissens. Die meisten Kissen sind zu hoch oder zu hart. Am besten nimmt man ein weiches, bequemes Daunenkissen, das man flexibel befüllen kann und probiert so lange bis man die optimale individuelle Höhe gefunden hat.

Außerdem sollte der Kopf im Schlaf immer nach Norden ausgerichtet sein. Falls Sie dennoch Schlafstörungen haben, könnte es auch an Wasseradern liegen. Stellen Sie einfach Ihr Bett um und beobachten Sie wie Ihr Körper reagiert.

Um sich im Schlafzimmer vor Elektrosmog und Strahlung zu schützen, schalten Sie alle elektronischen Geräte wie Handy, WLAN, Fernseher etc. über Nacht ganz aus. Zusätzlich können Sie als einfache Lösung, Kugeln oder Platten aus Schungit-Mineral einsetzen. Dieser einzigartige Heilstein ist in der Lage, elektromagnetische Strahlung auszugleichen. Deshalb kann er auch permanent auf der schädlichen Quelle angebracht werden. Da er sich nicht negativ auflädt und niemals gesättigt ist, bietet er deutliche Vorteile gegenüber anderen Mineralien.

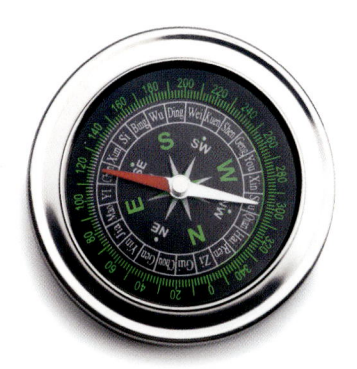

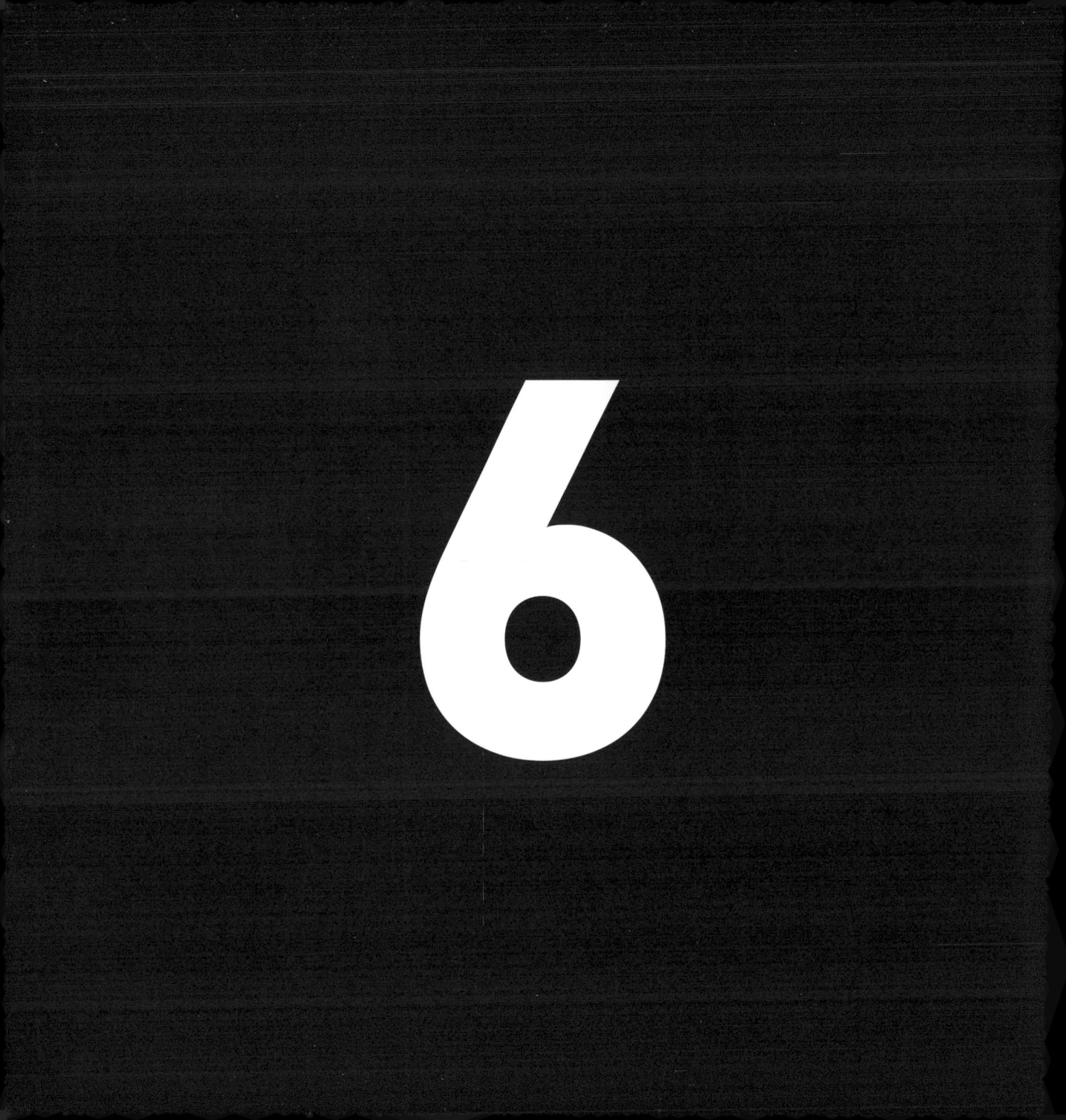

6

AUSBLICK

AUSBLICK

Ich wünsche allen Lesern, dass sie lernen, sich selbst zu helfen. Dazu ist es zunächst wichtig, die Angst vor der Wirbelsäule zu verlieren und sich selbst mehr zuzutrauen. Dann ist es nur noch eine Frage der Zeit, bis man seine Technik mit dem Holzlöffel optimiert hat und die Körperstatik wieder ins Lot kommt.

Diejenigen, die die Wirkung von Magnetpflastern noch nicht kennen, sollten es jetzt einfach ausprobieren. Kleben Sie die Magnete auf Ihren Hauptschmerz und beobachten Sie, was passiert. Es ist unsere wichtigste Aufgabe, unseren eigenen Körper kennenzulernen und uns fit zu halten. Jeder Einzelne ist für seine Gesundheit verantwortlich und kann sich jetzt direkt selbst helfen... Es gibt keine Ausreden mehr, der Ball liegt bei Ihnen!

Die Kritiker bleiben - wie überall - auch bei dieser Therapie nicht aus. Im Endeffekt muss jeden Patienten für sich selbst entscheiden, ob er diese Behandlungsmethode machen möchte oder nicht. Nur durch Ausprobieren kann man wissen, was hilft und was nicht. Hören Sie auf Niemand, nur auf Ihren Körper, denn der lügt nie.

Die Ärzte suchen oft die Schuld für die Schmerzen bei den Patienten, weil diese angeblich zu wenig Sport machen. Manche Therapeuten geben auch dem Patient die Schuld, weil er eventuell zu wenig „Übungen" gemacht hat. Immer soll der Patient Schuld sein, bis er es am Ende selbst glaubt. Wir brauchen selbstbewusste Patienten, die einfach auf ihren Körper hören. Patienten, die ihre Programmierung ablegen, mitdenken, unsere Behandlung verstehen und sich nicht abhalten lassen, schmerzfrei zu werden.

Ich höre immer wieder dieselben Fragen von meinen Patienten: „Wieso hat mir das noch keiner gesagt?", „Wieso weiß das der Arzt nicht?", oder „Wieso machen das die Anderen nicht auch?" Auch viele Orthopäden kommen zu mir in die Behandlung und sind überrascht: „Ich wusste gar nicht, dass das geht... aber so kann ich nicht arbeiten, ich muss 500 Patienten pro Tag durchschleusen..."

Die Revolution zur Beseitigung von Rückenschmerzen geht nur über den Patienten, der klar weiß und sagt, welche Behandlung er will. Deshalb bitte ich alle Leser dieses Buch weiterzugeben an alle, die Schmerzen haben und Lösungen suchen.

Außerdem hoffe ich, dass die wissenden Therapeuten mithelfen, die Patienten über diese ehrliche Therapie zu informieren, statt sie in Abhängigkeit zu halten. Alles kommt zu uns zurück und wir haben es in einer neuen Zeit gar nicht nötig, dem Patienten die Wahrheit vorzuenthalten und ihn an uns zu binden.

In zehn Jahren werden viele Ärzte und Therapeuten ZUSAMMEN mit ihren Patienten die Wirbelsäulen-Regeneration anwenden. Das ist die Zukunft, in der radikale und egoistische Therapeuten keinen Platz mehr haben. Diese müssen an sich arbeiten und umdenken, denn Therapie bedeutet Heilung, Freiheit, Innovation, Respekt, Liebe, Fluss, Entwicklung, Gesundheit für Alle und vor allem endlich Schmerzfreiheit.

HINWEIS

Niemand sollte sich ärgern, dass ihm jahrelang keiner helfen konnte. Freuen Sie sich einfach, wenn Sie endlich Ihre Schmerzen los sind und sagen Sie es weiter!

OPTIMIEREN
SIE
IHRE
TECHNIK

WEBSEITE

Auf der Webseite **www.endlich-schmerzfrei.net** gibt es aktuelle Infos und Termine zu Wirbelsäulen-Seminaren für Therapeuten sowie zu den Events, an denen alle interessierten Patienten teilnehmen können. Außerdem können sie die kostenlose Voll-Version des Videos ansehen, bei dem allen Übungen an der Wirbelsäule gezeigt werden.

Über die Webseite können Sie alle Produkte online bestellen:

- Magnetpflaster »Magnetics effect« (Preis: 30,- Euro)
- Klebe-Pads (Preis: 25,- Euro)
- Rücken-Bandage (Preis: 99,- Euro)
- Magnetfeld-Matte »Magnetics effect« (Preis: 599,- Euro)
- Holzlöffel (Preis: 30,- Euro)
- ISG-Holz (Preis: 45,- Euro)
- Tür-Holz (Preis: 160,- Euro)
- Massagegerät Relaxer (Preis: 390,- Euro)
- Schwedenkräuter (Preis: 30,- Euro)
- DVD mit allen Übungen (Preis: 20,- Euro)

Die Magnetpflaster »Magnetics effect« werden aus Qualitätsgründen in Deutschland hergestellt. »Magnetics effect« ist eine angemeldete Marke.

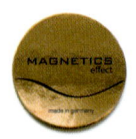

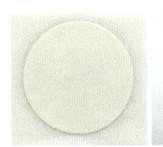

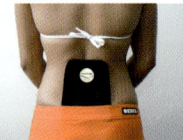

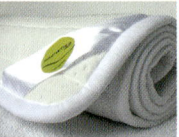

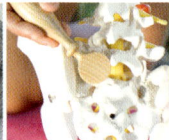

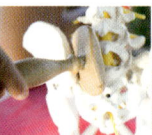

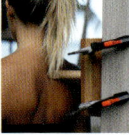

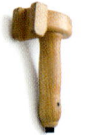

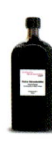

LITERATUR

[1] Kafka, Prof. Dr. W. A.: Dunkelfeld-Mikroskopie. Aufnahmen von freien bzw. verklumpten Erythrozyten.

[2] Stemme, O.: Physiologie der Magnetfeldbehandlung. Grundlagen, Wirkungsweise, Anwendungen. München: Dr. Otto Stemme Verlag. 1992

[3] Ardenne, M. v.: Sauerstoff–Mehrschritt–Therapie. Stuttgart, New York: Georg Thieme Verlag. 1987

[4] Ardenne, M. v.: Gesundheit durch Sauerstoff–Mehrschritt–Therapie. München: Nymphenburger Verlagshandlung GmbH. 1985

[5] Ardenne, M. v.: Wo hilft Sauerstoff–Mehrschritt–Therapie?, Wien, Zürich: BI – Wiss. – Verl. Mannheim. 1989

[6] Perutz, M. F.: Struktur des Hämoglobins und Transportvorgänge bei der Atmung. Spektrum der Wissenschaft 1. 1979:19-34

BILDER

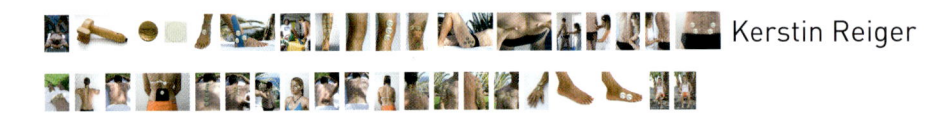

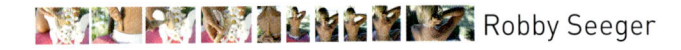

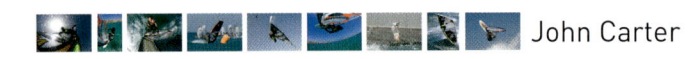

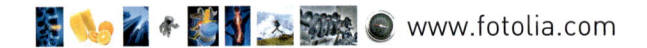

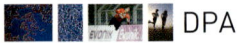

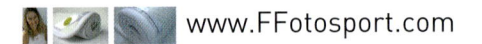

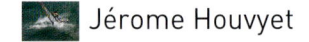

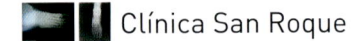

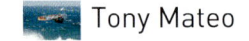

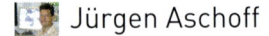

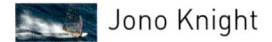

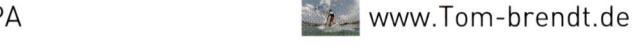

Kerstin Reiger

Robby Seeger

John Carter

www.fotolia.com

DPA

www.Tom-brendt.de

www.FFotosport.com

Jérome Houvyet

Clínica San Roque

Tony Mateo

Jürgen Aschoff

Jono Knight

Frank Ziesing

www.tricktionary.net

SCG

Kubo Publicidad

ZEICHNUNGEN

Rainer Holzschuh 1-5
Otto Stemme 6
Gezeichnet von Christine Lackner, Stuttgart

Hinweis

Wie jede Wissenschaft ist die Medizin ständigen Entwicklungen unterworfen, insbesondere was Behandlung und Therapie anbelangt. Die Ratschläge und Empfehlungen dieses Buches wurden vom Autor nach bestem Wissen und Gewissen erarbeitet und sorgfältig geprüft. Dennoch kann eine Garantie nicht übernommen werden. Autor und Herausgeber erheben keinerlei Anspruch auf Vollständigkeit der Behandlung. Außerdem kann keine Garantie für eine erfolgreiche Therapie aufgrund dieser Übungen übernommen werden. Der Autor gibt kein Heilversprechen ab. Eine Haftung des Autors, des Verlages oder ihrer Beauftragten für Personen-, Sach- oder Vermögensschäden ist grundsätzlich ausgeschlossen.

Wenn die Anwendung der gezeigten Übungen keine positive Auswirkung auf Ihre Symptome hat, kann es sein, dass die Übungen nicht richtig ausgeführt werden. In diesem Fall raten wir dringend dazu, einen ausgebildeten Therapeuten aufzusuchen. Die dargestellten Übungen an der Wirbelsäule sowie alle sonstigen Übungen ersetzen keine medizinische Diagnose und Behandlung bei einem Heilpraktiker, Therapeuten oder Arzt. Schmerzen sind Symptome, deren Ursachen vielfältiger und individueller Natur sein können. Die Übungen sind möglicherweise nicht für jeden geeignet. Insbesondere Schwangere sollten im Vorfeld ihren Arzt konsultieren.

Die hier gezeigten Geräte und Übungen sind lediglich ein Vorschlag. Die Anwendung und Ausführung der gezeigten Übungen erfolgt auf eigene Gefahr und Verantwortung. Jeder Anwender verzichtet auf die Geltendmachung von Schadenersatzansprüchen jeglicher Art gegen den Autor, dessen gesetzlichen Vertreter oder Erfüllungsgehilfen.

Geschützte Warennamen (Warenzeichen) werden nicht besonders kenntlich gemacht. Aus dem Fehlen eines solchen Hinweises kann also nicht geschlossen werden, dass es sich um einen freien Warennamen handelt.

Das Werk, einschließlich aller seiner Teile, ist urheberrechtlich geschützt. Jede Verwertung außerhalb der engen Grenzen des Urheberrechtsgesetzes ist ohne Zustimmung des autors unzulässig und strafbar. Das gilt insbesondere für Vervielfältigungen, Übersetzungen, Mikroverfilmungen und die Einspeicherung und Verarbeitung in elektronischen Systemen. Zuwiderhandlungen werden zivil- und strafrechtlich verfolgt. Alle Rechte liegen bei Angie Holzschuh.

Copyright: © 2014: Angie Holzschuh

ISBN 978-3-00-044728-0

Satz: Kubo Publicidad
Printed in Germany
Druck: AZ Druck und Datentechnik GmbH